麻醉常用仪器操作手册

主　审　李葆华　李　民　郭向阳

主　编　张　静　周　阳　李正迁

副主编　王　宁　王洁初　戎玉兰　孙卓男

编　委（按姓名汉语拼音排序）

丛竹凯　邓　莹　韩永正　霍金金

李丹丹　李　刚　李　骏　李　琳

李　岩　李正迁　林逍纳　刘慧丽

刘凯茜　曲音音　戎玉兰　史成梅

孙卓男　王　芳　王洁初　王　宁

杨可心　于雪瑶　张　静　郑虹彩

周　阳

U0197003

北京大学医学出版社

MAZUI CHANGYONG YIQI CAOZUO SHOUCE

图书在版编目（CIP）数据

麻醉常用仪器操作手册 / 张静 , 周阳 , 李正迁主编 . – 北京：
北京大学医学出版社 , 2024.2
　　ISBN 978-7-5659-3078-2

　　Ⅰ.①麻⋯　Ⅱ.①张⋯ ②周⋯ ③李⋯　Ⅲ.①麻醉—医疗
器械—手册　Ⅳ.① R197.39-62

中国国家版本馆 CIP 数据核字 (2024) 第 038071 号

麻醉常用仪器操作手册

主　　编：张　静　周　阳　李正迁
出版发行：北京大学医学出版社
地　　址：（100191）北京市海淀区学院路 38 号　北京大学医学部院内
电　　话：发行部 010-82802230；图书邮购 010-82802495
网　　址：http://www.pumpress.com.cn
E — mail：booksale@bjmu.edu.cn
印　　刷：北京信彩瑞禾印刷厂
经　　销：新华书店
责任编辑：冯智勇　　**责任校对**：靳新强　　**责任印制**：李　啸
开　　本：889 mm × 1194 mm　1/32　印张：6.5　字数：150 千字
版　　次：2024 年 2 月第 1 版　2024 年 2 月第 1 次印刷
书　　号：ISBN 978-7-5659-3078-2
定　　价：58.00 元
版权所有，违者必究
（凡属质量问题请与本社发行部联系退换）

序

麻醉科是医院现代化建设和高质量发展的重要枢纽和关键临床科室。近年来,麻醉学从理论技术到仪器设备都有了飞速发展。工欲善其事,必先利其器。麻醉科硬件管理水平,特别是麻醉科仪器设备的规范管理和正确使用是提高医疗服务能力和水平的前提和重要保障。随着麻醉科现代化精密仪器不断增多、临床运行节奏不断加快,迫切需要一本简明扼要、清单流程化操作指导用书。

本手册以系统、实用为原则进行撰写,具有较强的可操作性。全书通过简洁的语言,深入浅出地对麻醉仪器设备操作及使用方法进行介绍,以期使读者快速掌握系统的理论基础和操作方法。在文字叙述的基础上,本书配以大量操作流程图及视频,既增强了图书的视觉效果,又使操作过程简明、形象。本书遵照操作过程的认知特点及规律,从操作者的角度,达到理论和实践的统一。

在这本手册中,读者可以学习到麻醉仪器设备最基本的操作技能。手册不仅涵盖了麻醉机及监护仪的使用、输液泵的使用、注射泵的使用、外周神经刺激器的使用等,还与时俱进地纳入自体血液回收机、心排量/静脉血氧饱和度监护仪、血栓弹力图仪等内容,能更好地帮助读者进行知识技能的更新。读者还可通过扫描二维码观看操作视频,更直观地进行学习。

最后,感谢本手册作者的辛勤耕耘。本手册中推荐的麻醉仪器设备操作技术仅供临床参考，使用时应根据具体的仪器设备说明书进行规范操作。鉴于医学技术的发展日新月异，麻醉常用仪器设备种类和品牌不同，也期待专家及读者给予指正，使本手册日臻完善。

李葆华　李民　郭向阳
北京大学第三医院

前　言

在临床运行节奏不断加快的时代，我们希望通过本书为广大麻醉医护工作者提供一个清晰的视角，让读者掌握常用麻醉仪器设备的基本操作技能。

本书的出版凝结了北京大学第三医院麻醉科多名医生、护士的辛勤劳动。所有的撰写者都是活跃在临床一线、有着丰富临床经验的麻醉科医生、护士。我们秉持严谨、认真的态度，强调本书的规范性和实用性，希望本书能为广大的临床一线麻醉科医生、护士，麻醉学教师，麻醉学专业学生及相关人员提供参考，帮助大家更好地进行规范化的麻醉仪器设备操作，为患者的麻醉安全提供保障。不管您是刚接触麻醉专业的新手，还是从事麻醉工作多年的专家，相信您都能从中有所收获。

由于时间仓促，书中难免有纰漏或不足之处，望广大读者不吝赐教，以便我们持续改进。

最后，衷心感谢每一位选择阅读本书的读者。您的支持和信任是我们不断前行的动力。

张　静　周　阳　李正迁
北京大学第三医院麻醉科
北京市临床麻醉质量控制和改进中心
中国医疗保健国际交流促进会麻醉围术期医学分会

视频目录

视频资源获取说明

◆ 在使用本书增值服务之前，请您刮开右侧二维码，使用 微信扫码激活。

* 温馨提示：每个激活二维码只能绑定一个微信号。

◆ 扫描对应页码中的二维码观看视频。

目　录

第1章 便携式多参数血气分析仪的使用

一、仪器构造

OPTI CCA-TS 型号

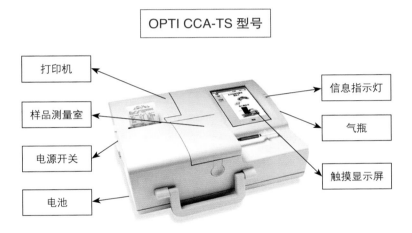

打印机

样品测量室

电源开关

电池

信息指示灯

气瓶

触摸显示屏

二、原理

在管路系统的负压抽吸作用下，样品血液被吸入毛细血管中，与毛细血管壁上的 pH 参比电极、pH、PO_2、PCO_2 四个电极接触，电极将测量所得的各项参数转换为各自的电信号，这些电信号经放大、模数转换后送达仪器的微型计算机，经运算处理后显示并打印出测量结果，从而完成整个检测过程。

三、临床应用

血气分析仪检查结果可直接反映肺换气功能及其酸碱平衡状态，主要用于肺功能障碍患者的鉴别诊断以及监测患者临床病情的严重程度。临床可应用于各种疾病、创伤或外科手术所导致的呼吸功能障碍患者；严重的失血性休克、心源性休克、心肺复苏患者；急、慢性呼吸衰竭及行机械通气患者；需对呼吸机等治疗反应进行评估的患者。

四、适应证

1. 低氧血症和呼吸衰竭患者的诊断。
2. 呼吸困难患者的鉴别诊断。
3. 昏迷患者的鉴别诊断。
4. 患者手术适应证的选择。
5. 患者使用呼吸机相关应用、调节及撤机时机选择。
6. 患者呼吸治疗的观察。
7. 患者电解质及酸碱失衡的诊断。

五、禁忌证

无绝对禁忌证。

六、优势

1. 能在几分钟内检测出患者血液中的氧含量、氧分压等参数，以及血液 pH 值和相关指标的变化，还能快速反映出血液中钾、钠、钙的含量，为危重患者抢救中快速、准确的检测提供有力保障。

2. 医生可根据血气分析结果，初步判断是否存在缺氧、酸碱平衡失调、呼吸衰竭及其严重程度，也可继续跟踪病情变化。

3. 对于各种诊断不明的疑难杂症，血气分析仪有助于明确诊断。

七、操作流程图

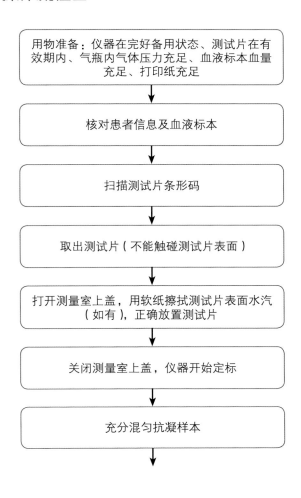

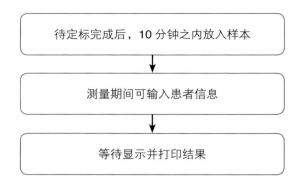

待定标完成后，10 分钟之内放入样本

↓

测量期间可输入患者信息

↓

等待显示并打印结果

八、操作步骤

（一）操作前准备

1. 环境准备　选择温度适宜、光线良好的清洁环境操作。
2. 人员准备　麻醉科医护人员。
3. 用物准备　血气分析仪、气瓶、打印纸、测试片（检查有效期）、血液标本。

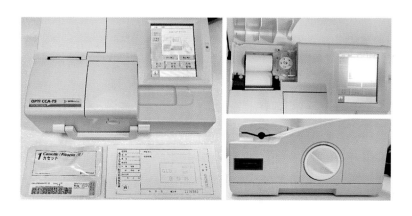

(二)操作中

1. 扫描测试片条形码。

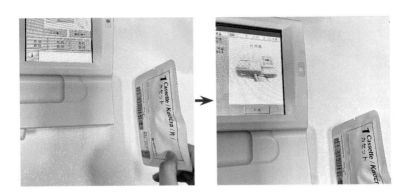

2. 取出测试片,打开测量室上盖。

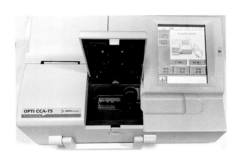

3. 放置测试片入位。

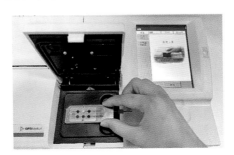

4. 关闭测量室上盖，仪器开始定标，充分混匀抗凝样本。

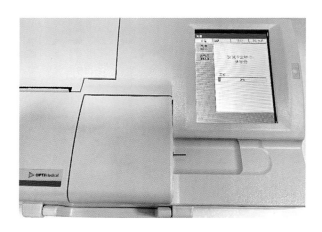

5. 待定标完成后，放入样本。

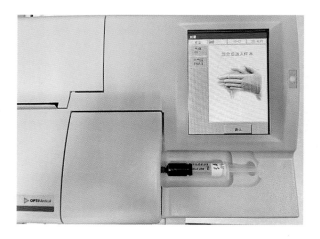

6. 测量期间可输入患者信息。

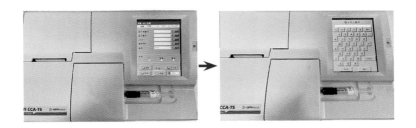

7. 等待显示并打印结果。

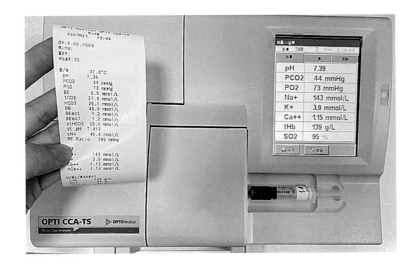

（三）操作结束

1. 移开测试卡。
2. 将使用后的测试卡、血液标本弃于医疗垃圾桶内。
3. 关闭测量室上盖，用蒸馏水或纯净水擦拭清洁仪器及屏幕，备用。

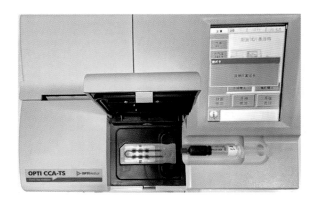

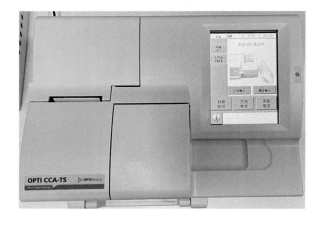

九、血气分析仪测量值（大气压 760 mmHg）、计算值

测量参数	单位	测量范围	参考范围	计算参数	单位	计算范围	参考范围
酸碱度（pH）	—	6.8～7.8	7.35～7.45	实际碳酸氢根（HCO_3^-）	mmol/L	1.0～200.0	22～27
二氧化碳分压（PCO_2）	mmHg	10～200	35～45	剩余碱（BE）	mmol/L	±40	±3
氧分压（PO_2）	mmHg	10～700	80～100	细胞外液剩余碱（BEecf）	mmol/L	±40	±3
氧饱和度（SO_2）	%	60～100	95～98	实际测余碱（BEact）	mmol/L	±40	±3
血红蛋白（tHb）	g/dl	5～25	13.9～16.3（男）12～15（女）	缓冲碱（BB）	mmol/L	0.0～100.0	45～55
钠离子（Na^+）	mmol/L	100～180	135～145	总二氧化碳（tCO_2）	mmol/L	1.0～200.0	22～32
钾离子（K^+）	mmol/L	0.8～9.99	3.5～5.1	标准碳酸氢根（st. HCO_3^-）	mmol/L	1.0～200.0	22～27
氯离子（Cl^-）	mmol/L	50～160	98～108	标准酸碱度（st.pH）	—	6.50～8.00	7.35～7.45
钙离子（Ca^{2+}）	mmol/L	0.2～3.0	1.15～1.33	氧含量（O_2ct）	ml/dl	0.0～56.0	15.0～23.0
葡萄糖（Glu）	mmol/L	1.7～22	3.89～6.11	血细胞比容（HCT）	%	15～75	40～50（男）35～45（女）

（续表）

测量参数	单位	测量范围	参考范围	计算参数	单位	计算范围	参考范围
乳酸（Lac）	mmol/L	0.3~17.5	0.5~1.7	氢离子浓度（H^+）	nmol/L	10.0-1000.0	35~45
尿素氮（BUN/Urea）	mmol/L	1~40	3.2~7.1	动脉肺泡氧分压（$AaDO_2$）	mmHg	0.0~800.0	10~15
大气压（Baro）	mmHg	300~800	760（标准大气压）	阴离子间隙（AG）	mmol/L	3~30	8~16
				标准钙离子（nCa^{2+}）	mmol/L	0.1~3.0	1.1~1.35
				P50	mmHg	15.0~35.0	24~28

提示：PCO_2、PO_2 及相关参数的参考范围，请根据当地大气压做出相应的调整

十、血气分析仪常见问题

序号	血气分析仪（CCA-TS）	原因	解决办法
1	位置错误 1	测试片没有放置入位	直接打开测量室，重新放置测试片，入位后继续定标（注意：不能按屏幕上的确认键）
2	位置错误 2	规定时间内测试片中定标液未达到指定位置	打开测量室，重新放入测试片，如继续报警则丢弃测试片，清洁测量室及上盖，使用新测试片（注意：连续出现报警建议更换蠕动泵管）
3	气体失效	气瓶超过规定日期或上机超过 9 个月	联系工程师（注意：每次更换气瓶时输入条形码）
4	气体压力低	气瓶内压力低于要求	更换新气瓶
5	测试片过期	测试片超过有效期	过期片不可使用
6	条形码无效	无效条形码	扫描此次实验对应的测试片条形码（注意：检查仪器时间）
7	定标失败	测量室或测试片受到污染	取出测试片，清洁测量室，使用新的测试片（注意：擦干测试片表面）
8	定标失效	仪器定标完成后，10 分钟内没插入样本	在规定的 10 分钟内插入样本，超时后丢掉测试片，使用新的测试片
9	样本错误	样本抗凝不良，有凝块堵塞进样通道	重新抽血，使用新的测试片再次检测
10	有气泡	气泡被吸入测量通道，但不影响输出数据	测量结束后取出测试片，观察气泡位置以判断结果。必要时排除注射器内气泡后，使用新测试片重新测量

（续表）

序号	血气分析仪 （CCA-TS）	原因	解决办法
11	短样本	样本不够、堵塞、大气泡	检查采血量，查看是否有凝血，注射器胶塞是否与红色适配器接触
12	tHb 定标失败	tHb 校准严重超期	未按要求每 100 日做 tHb 校准导致漂移过大，建议测量质控检查系统

十一、注意事项

1. 温度过高导致仪器报警　环境温度超过要求，仪器背部散热空间不足，散热风扇损坏或尘土导致风扇转速下降。

2. 放入测试片仪器无反应（依然提示打开上盖放入测试片）　空气污染导致测试片传感器敏感性下降，可通过修改因数解决，应在工程师指导下调整完成。

3. 气体损耗严重或测量样本减少　安装时，气瓶未拧紧，密封圈损坏或老化，日常标本量过少，开关机过于频繁。气瓶上机后禁止随意取下。

4. 更换气瓶
   （1）在插入气瓶后顺时针旋入气瓶时，开始的两圈要小心将气瓶的螺丝扣对准仪器，在感觉阻力较大时切勿强行旋入，用力过大可能造成气瓶报废。
   （2）新气瓶在安装前，仔细检查瓶口，是否将运输保护帽中的黑色密封片带出，运输密封片的用途是保障在运输过程中气嘴的完好。如果误将保护运输的密封片带入仪器内，将导致气瓶阀门不能正常打开，仪器无法正常检查气体，则仪器显示无气体或压力低。

5. 乳酸测试片需要置于冰箱内 2~8 ℃保存。

十二、测试题

1. 应用血气分析仪检测血液标本时，常用抗凝剂为
   A. 肝素
   B. 枸橼酸钠
   C. EDTA-2K
   D. EDTA-2Na

2. 患者的动脉血气分析结果为：pH 7.42，PCO_2 28.4 mmHg，PO_2 72 mmHg，最可能的酸碱平衡失调类型是
   A. 呼吸性酸中毒
   B. 呼吸性碱中毒
   C. 代谢性酸中毒
   D. 代谢性碱中毒

3. 如果动脉血气标本不能立即检测，室温下可以保存时间为
   A. 30 min
   B. 60 min
   C. 120 min
   D. 180 min

4. 患者的动脉血气分析结果为：pH 7.11，PCO_2 74 mmHg，PO_2 56 mmHg，HCO_3^- 20.6 mmol/L。最可能的酸碱平衡失调的类型是
   A. 代谢性酸中毒
   B. 呼吸性酸中毒
   C. 呼吸性酸中毒合并代谢性酸中毒
   D. 呼吸性酸中毒合并代谢性碱中毒

5. 血气分析仪不能用于
   A. 酸碱平衡失调判断

  B.　肝脏功能判断

  C.　呼吸功能判断

  D.　血液中离子浓度判断

6.　抽取动脉血液标本过于用力，易导致

  A.　K^+ 浓度升高

  B.　K^+ 浓度降低

  C.　Ca^{2+} 浓度升高

  D.　Ca^{2+} 浓度降低

7.　行动脉血气分析时，标本放置过久可能导致

  A.　血中乳酸下降

  B.　血中氧分压上升

  C.　血中葡萄糖上升

  D.　血中二氧化碳分压上升

8.　动脉血气分析中评价肺通气的指标是

  A.　pH

  B.　HCO_3^-

  C.　$PaCO_2$

  D.　$A\text{-}aDO_2$

9.　与双肺通气相比，单肺通气后患者动脉血气分析最可能发生的改变为

  A.　PaO_2 降低为主

  B.　$PaCO_2$ 降低为主

  C.　PaO_2 升高为主

  C.　$PaCO_2$ 升高为主

【参考答案】

  1. A 2. B 3. A 4. C 5. B 6. A 7. D 8. C 9. A

            （王　芳　孙卓男）

第 2 章　超声仪的使用

一、仪器构造

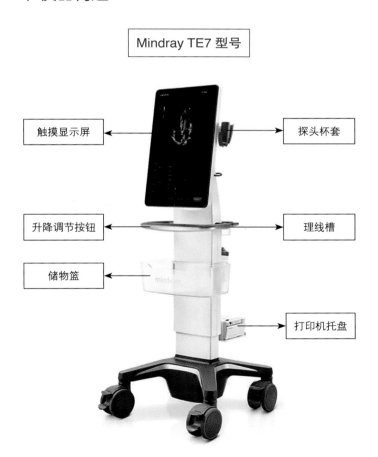

Mindray TE7 型号

触摸显示屏　探头杯套

升降调节按钮　理线槽

储物篮

打印机托盘

Wisonic Labat SP 型号

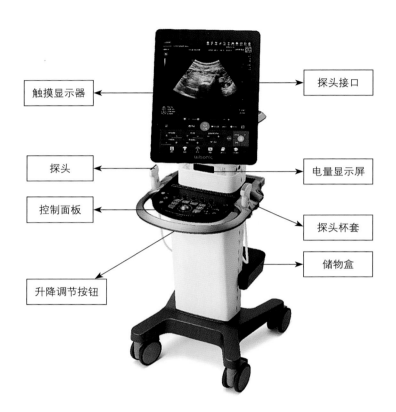

触摸显示器

探头接口

探头

电量显示屏

控制面板

探头杯套

储物盒

升降调节按钮

二、原理

　　超声波是频率高于人类耳朵所听到的声音频率的声波。超声仪是超声波与光波技术的结合。超声仪产生的超声波射入人体后，经过内部的组织或器官时，会发生反射、折射和散射。超声仪可捕获不同强度和时间延迟的反射波，并经过超声仪内的高能电子计算机，进行声能与光能的能量转换之后形成影像，用于超声诊断。

三、适应证

1. 了解脏器大小、形态及内部结构变化，评估是否有急慢性炎症或者变性，如急慢性肝炎、肝硬化、脂肪肝等。
2. 引导含液性病变穿刺抽液、灌洗及生化、细菌学检查；引导穿刺抽吸细胞学检查；引导胎儿羊水穿刺，进行生化、遗传学检查、绒毛活检等；引导神经阻滞麻醉；引导动脉、中心静脉穿刺置管。
3. 某些脏器中占位性病变可经超声检查确定其部位、大小、性质，并判断其良恶性，临床常用于肝脏、胆囊、脾脏、胰腺、甲状腺、子宫、卵巢等器官检查。
4. 可以观察妊娠胎儿生长发育及有无先天畸形，不孕妇女卵泡连续性监测等。

四、禁忌证

麻醉科常用体表超声检查一般无禁忌证。

五、超声仪的临床使用

1. 超声检查属于无创检查，受检者无痛苦，无放射性损害，可以短期多次反复进行，适用于任何年龄，包括女性任何生理时期，如妊娠期和哺乳期。
2. 检查前受检者通常无须特殊准备，操作简便。
3. 超声对软组织有良好的分辨能力，能够清晰显示各器官组织结构，能够确定病变的解剖部位和层次，判定肿块的性质（如囊性、实性），能够发现数毫米的病变。
4. 根据声像图表现，结合血流特征，初步判断病变的良恶性。
5. 在超声引导下可以进行穿刺、活检及治疗。

Mindray TE7 型号

一、操作流程图

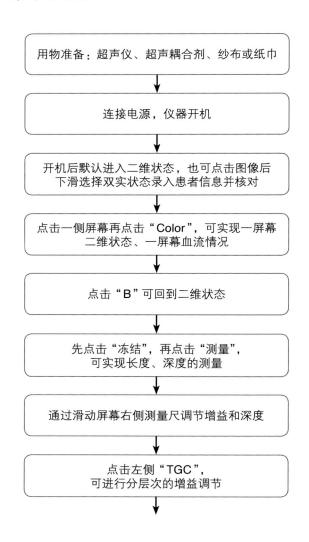

用物准备：超声仪、超声耦合剂、纱布或纸巾

↓

连接电源，仪器开机

↓

开机后默认进入二维状态，也可点击图像后下滑选择双实状态录入患者信息并核对

↓

点击一侧屏幕再点击"Color"，可实现一屏幕二维状态、一屏幕血流情况

↓

点击"B"可回到二维状态

↓

先点击"冻结"，再点击"测量"，可实现长度、深度的测量

↓

通过滑动屏幕右侧测量尺调节增益和深度

↓

点击左侧"TGC"，可进行分层次的增益调节

↓

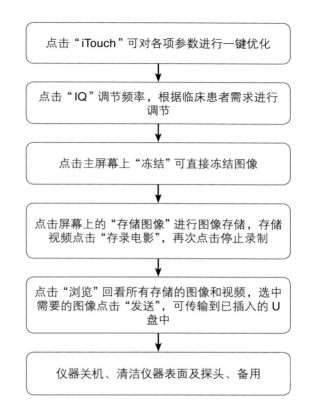

点击"iTouch"可对各项参数进行一键优化

点击"IQ"调节频率，根据临床患者需求进行调节

点击主屏幕上"冻结"可直接冻结图像

点击屏幕上的"存储图像"进行图像存储，存储视频点击"存录电影"，再次点击停止录制

点击"浏览"回看所有存储的图像和视频，选中需要的图像点击"发送"，可传输到已插入的 U 盘中

仪器关机、清洁仪器表面及探头、备用

二、操作步骤

(一)操作前准备

1. 环境准备　选择温度适宜、光线良好的清洁环境操作。
2. 人员准备　麻醉科医护人员。
3. 用物准备　超声仪、超声耦合剂、纱布或纸巾。

（二）操作中

1. 连接电源，仪器开机。

2. 建立患者信息并核对，选择并使用正确的探头，仪器开机后默认进入二维状态或点击图像后下滑选择双实状态。

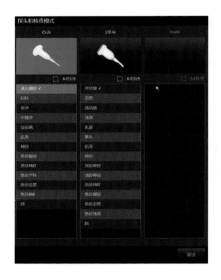

3. 点击屏幕再点击"Color"，实现一屏幕二维状态，一屏幕血流情况，点击"B"可回到二维状态。

4. 先点击"冻结"，再点击"测量"，可实现长度、深度的测量，通过滑动屏幕右侧测量尺调节增益和深度，点击左侧"TGC"，可进行分层次的增益调节。

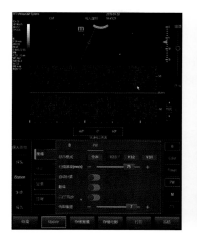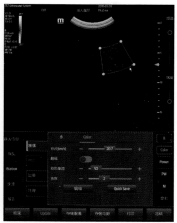

5. 点击"iTouch"可对各项参数进行一键优化，点击"IQ"
调节频率，根据临床患者需求进行调节。

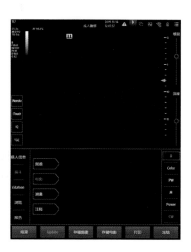

（三）操作结束

1. 点击"存储图像"或"存储电影"保存到仪器后台中，点击左侧"浏览"可回看储存的图像或录像。

2. 点击结束，该病例自动保存。

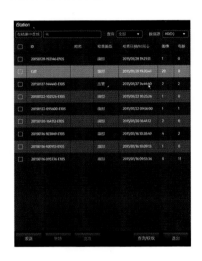

3. 通过"iStation"找到历史患者的储存信息，并可进行数据筛选传输到 U 盘，U 盘插入仪器左后方，勾选需要传输的图像，点击"发送"进行发送。

4. 将探头归位，仪器关机，清洁仪器表面及探头，备用。

三、注意事项

1. 正确选择探头，不同的探头适用于不同的检查部位和目的，选择错误的探头可能导致检查结果不准确。

2. 正确放置探头，探头应贴近皮肤，避免产生空气层或其他干扰因素。同时，在操作过程中要注意探头的角度和移动速度以获取清晰的图像。要注意避免干扰因素，操作时应避免手部震颤、呼吸运动等因素对图像的影响。

3. 操作前要观察图像的清晰度、对比度和结构，判断是否满足临床需要，并注意观察异常表现和病变特征，及时记录相关信息，为后续的诊断和治疗提供参考。

4. 探头可使用生理盐水或过氧化氢类的液体进行擦拭消毒，使用后先用软纱布清除干净耦合剂，再用生理盐水或过氧化氢类液体擦拭消毒，禁用乙醇、煮沸消毒及刀刮探头。

5. 屏幕下方的防尘网建议定期用软刷清理，根据使用频率充电，保证电量充足。

6. 定期维修保养仪器，并登记签名，如果出现故障问题应立即联系维修人员并停止使用。

四、测试题

1. 超声仪产生的声波是
    A. 超声波
    B. 电磁波
    C. 机械波
    D. 粒子波

2. 选用耦合剂条件不正确的是
    A. 声阻抗介于探头的表面与皮肤之间
    B. 水性高分子材料
    C. 价格越便宜越好
    D. 均性好，不含颗粒或杂质

3. 下列对于超声仪探头使用后清洁消毒方法的叙述，不正确的是
    A. 用软纱布清除干净耦合剂
    B. 用过氧化氢类液体擦拭消毒
    C. 用乙醇、煮沸消毒探头
    D. 用生理盐水类液体擦拭消毒

4. 超声引导下，行上肢神经阻滞时，常选用的探头是
   A. 低频探头
   B. 高频探头
   C. 凸阵探头
   D. 相控阵探头

5. 目前临床应用的超声仪主要利用的超声物理原理是
   A. 散射
   B. 反射
   C. 折射
   D. 穿透

6. 关于超声仪分辨力叙述正确的是
   A. 超声的分辨力主要与超声频率有关
   B. 超声的频率越高，在组织中传播的距离越远
   C. 超声的分辨力越高，在组织中传播的距离越远
   D. 为提高超声的横向分辨力，不可以通过调节声学聚焦方式实现

7. 超声仪耦合剂最主要的作用是
   A. 提高超声波的输出强度
   B. 减少超声波在人体组织中的衰减
   C. 减少超声波在接触面的散射
   D. 使探头与检查部位声阻抗匹配良好

【参考答案】

　　1. A　2. C　3. C　4. B　5. B　6. A　7. D

Wisonic Labat SP 型号

一、操作流程图

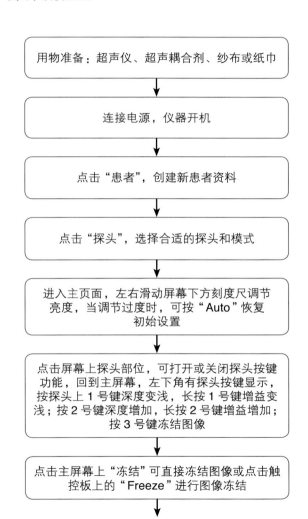

用物准备：超声仪、超声耦合剂、纱布或纸巾

↓

连接电源，仪器开机

↓

点击"患者"，创建新患者资料

↓

点击"探头"，选择合适的探头和模式

↓

进入主页面，左右滑动屏幕下方刻度尺调节亮度，当调节过度时，可按"Auto"恢复初始设置

↓

点击屏幕上探头部位，可打开或关闭探头按键功能，回到主屏幕，左下角有探头按键显示，按探头上 1 号键深度变浅，长按 1 号键增益变浅；按 2 号键深度增加，长按 2 号键增益增加；按 3 号键冻结图像

↓

点击主屏幕上"冻结"可直接冻结图像或点击触控板上的"Freeze"进行图像冻结

点击屏幕上的"存储图像"进行图像存储，点击后屏幕右上方将出现二维码，存储视频点击"录电影"，再次点击"停止录制"

点击"浏览"回看所有存储的图像和视频，选中需要的图像点击"发送"，可将其传输到已插入的 U 盘中

点击屏幕下方的"Vlearn"，进入学习模式，可选择半屏或全屏，点击"全屏"后可再点击右上角图标更改为半屏，可实现教学视频与实际操作同时进行

仪器关机，清洁仪器表面及探头，备用

二、操作步骤

（一）操作前准备

1. 环境准备　选择温度适宜、光线良好的清洁环境操作。
2. 人员准备　麻醉科医护人员。
3. 用物准备　超声仪、超声耦合剂、纱布或纸巾。

（二）操作中

1. 连接电源，仪器开机。
2. 点击"患者"，创建新患者资料。
3. 点击"探头"，选择合适的探头和模式。

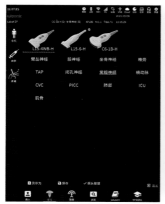
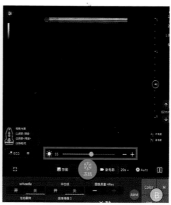

4. 进入主页面，左右滑动屏幕下方刻度尺调节亮度，当调节过度时，可按"Auto"恢复初始设置。

5. 点击屏幕上"探头部位"，可打开或关闭探头按键功能，

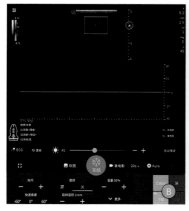
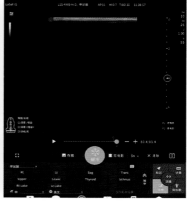

回到主屏幕，左下角有探头按键显示，按探头上 1 号键深度变浅，长按 1 号键增益变浅，按 2 号键深度增加，长按 2 号键增益增加，按 3 号键冻结图像。

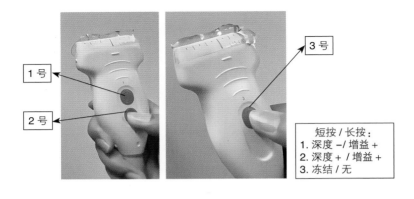

6. 点击主屏幕上"冻结"可直接冻结图像或点击触控板上的
【Freeze】键进行冻结图像。

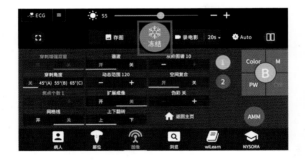

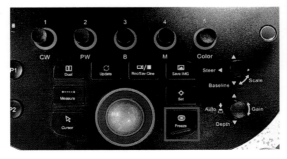

（三）操作结束

1. 点击屏幕上的"存储图像"进行图像存储，点击后屏幕右上方将出现二维码，存储视频点击"录电影"，再次点击"停止录制"。

2. 点击"浏览"回看所有存储的图像和视频，选中需要的图像点击"发送"，可将其传输到已插入的 U 盘中。

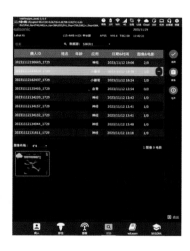

3. 点击屏幕下方的"Vlearn"，进入学习模式，可选择半屏或全屏，点击"全屏"后可再点击右上角图标更改为半屏，可实现教学视频与实际操作同时进行。

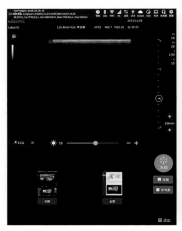 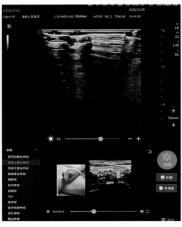

4. 仪器关机，清洁仪器表面及探头，备用。

三、注意事项

1. 使用时远离强电场、强磁场设备及高电压设备。避免强日光直射显示屏，室内应避光，以利于图像观察，并保持通风、防潮、防尘。

2. 使用前必须要选择较稳定电源、接地线，需配备稳压器，并把超声仪的电源线插在稳压器上。

3. 操作时应避免仪器剧烈震动，保持室内温度、湿度和大气值在正常范围内。

4. 应根据所检查的部位来选择探头，选择探头后再根据患者身体胖瘦等情况不同，调节检查深度、聚焦位置、增益高低等，将声像图调节清晰。

5. 将探头接触在诊断部位时，不宜用力过度，以免损坏探头或使患者不适。

6. 屏幕可使用生理盐水纱布进行擦拭消毒，操作完成后先用软纱布轻轻地把探头上的耦合剂擦拭干净，再用生理盐水或过氧化氢类液体擦拭消毒，禁止用乙醇擦拭。

7. 探头轻放于支架上，防止导线拖地磨损，按仪器上的升降键将仪器调整至合适高度，根据使用频率进行充电，保持电量充足。定期进行超声仪保洁除尘、使用登记等维护。

四、测试题

1. 当超声波通过介质时，其能量损失是
   A. 超声反射
   B. 超声散射
   C. 超声衰减
   D. 超声吸收

2. 下列不属于超声成像的是
   A. A 型成像
   B. B 型成像
   C. 三维重建成像
   D. 二次谐波成像

3. 关于神经及周围结构的超声回声表现，以下叙述不正确的是
   A. 动脉为搏动性无回声表现
   B. 静脉为可压缩无回声表现
   C. 神经为高回声表现
   D. 局麻药为无回声表现

4. 下列各种组织传播超声速度最快的是
   A. 骨骼
   B. 血液
   C. 肝脏
   D. 肺脏

5. 关于超声仪的维护和保养，以下叙述不正确的是
   A. 防尘，保持室内清洁
   B. 防高温，避免阳光直晒
   C. 减少震动
   D. 使用带地线的三相电源，不必接专用地线

6. 关于应用高频超声探头，以下叙述正确的是
   A. 可提供更高的分辨力
   B. 侧向分辨力提高，衰减降低
   C. 穿透力增强
   D. 聚焦能力增强

7. 超声探头最重要的部分是
   A. 保护层
   B. 匹配层
   C. 压电晶体
   D. 聚焦透镜

【参考答案】

　　1. C　2. C　3. C　4. B　5. D　6. A　7. C

（戎玉兰　李　骏）

第3章 充气式升温仪及 充气式保温毯的使用

一、仪器构造

775 型温度管理仪

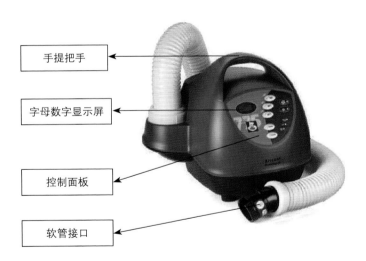

手提把手

字母数字显示屏

控制面板

软管接口

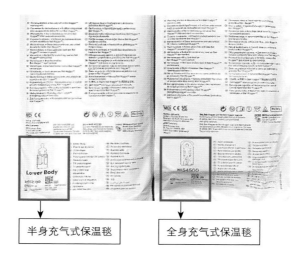

半身充气式保温毯　　　全身充气式保温毯

二、原理

空气经充气式升温仪内的加热器加热后，由鼓风机吹入充气式保温毯，保温毯为中空的医用薄膜，与患者皮肤接触的一面有大量均匀分布的微孔，吹入保温膜的热空气从微孔中流出并围绕在患者身体周围，可有效地保持麻醉手术过程中患者的体温。

三、适应证

1. 预防术中低体温。
2. 创伤失血性休克患者防止凝血功能障碍。
3. 用于低体温患者的复温，改善患者预后。
4. 对成人和儿童患者均适用。

四、禁忌证

1. 在主动脉夹闭期间不得对患者下肢进行加热。
2. 对局部缺血的肢体加热可能会导致热损伤。
3. 发热、严重心肺功能不全患者禁用。

五、优势

1. 直接接触患者皮肤的保温毯不至于过热，避免烫伤患者。
2. 鼓风机及保温毯均易于制造。
3. 保温毯及鼓风机均简单易得，操作方便。
4. 接触面积足够，保温效果确切。

六、操作流程图

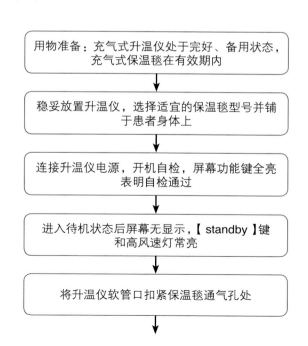

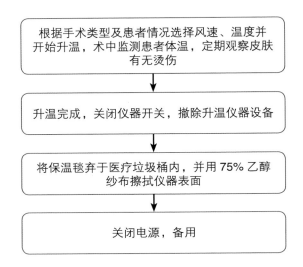

根据手术类型及患者情况选择风速、温度并开始升温，术中监测患者体温，定期观察皮肤有无烫伤

↓

升温完成，关闭仪器开关，撤除升温仪器设备

↓

将保温毯弃于医疗垃圾桶内，并用 75% 乙醇纱布擦拭仪器表面

↓

关闭电源，备用

七、操作步骤

（一）操作前准备

1. 环境准备　环境温度 5 ~ 40 ℃、相对湿度 80%、大气压力 86 ~ 106 kPa、电源要求 AC 220 V（±10%），50 Hz（±2%）。
2. 人员准备　麻醉科医护人员。
3. 用物准备　充气式升温仪、充气式保温毯（半身保温毯、全身保温毯）。

（二）使用中操作

1. 稳妥放置升温仪，选择适宜的保温毯型号并铺于患者身体上。
2. 连接升温仪电源，开机自检，屏幕功能键全亮表明自检通过。

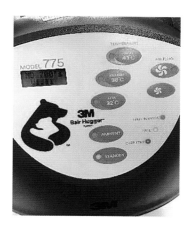

3. 进入待机状态后屏幕无显示,【standby】键和高风速灯
　　常亮。
4. 将升温仪软管出风口扣紧保温毯通气孔处。

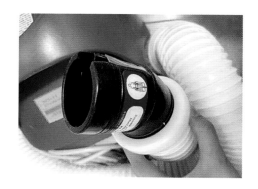

5. 根据手术类型及患者具体情况选择风速、温度并开始升
　　温,术中监测患者体温,定期观察患者皮肤有无烫伤。

（三）使用后操作

1. 升温完成，关闭仪器开关，遵医嘱撤除升温仪器设备。
2. 将保温毯弃于医疗垃圾桶内，整理电源线、仪器软管不拖地，并用 75% 乙醇纱布清洁仪器表面，备用。

八、注意事项

1. 使用保温毯时，应监测患者体温、定期观察患者皮肤情况，软管末端空气温度极高，避免仪器软管出风口与患者皮肤直接接触，以免患者烫伤。
2. 不能在没有保温毯的情况下直接升温，使用中软管不可与保温毯分离，连接时需检查连接牢固紧密后再使用仪器。
3. 升温仪、升温管应与充气式保温毯配套使用，保温毯一人一用，严禁重复使用。
4. 使用过程中要遵循使用说明书和操作规程，注意设备的操作页面和控制面板上的指示和警告信息。
5. 根据手术类型及患者具体情况遵医嘱设定合适的温度和风速，合理控制升温速度和升温幅度，避免过快或过慢升温给患者造成损伤，确保升温效果和安全性。
6. 定期进行仪器维护保养，使用后用 75% 乙醇纱布清洁仪器表面，定时清理滤网，检查管路和连接件的完整性和紧固性，及时更换损坏或老化的部件，保证设备的正常运行和使用寿命。

九、测试题

1. 以下患者不适用充气式升温仪的是
   A. 术中低体温的患者
   B. 创伤失血性休克可疑凝血功能障碍的患者
   C. 局部肢体缺血的患者
   D. 术后低体温的患者

2. 在充气式升温仪使用过程中，以下说法不正确的是
   A. 应定时监测体温，观察患者皮肤情况
   B. 缺少保温毯时，可将仪器出风口直接对准患者皮肤升温
   C. 使用时软管与保温毯不可分离，连接时需检查连接牢固紧密后再使用仪器
   D. 设定合适的升温温度和升温时间，避免给患者造成损伤

3. 充气式升温设备应在什么情况下使用
   A. 有保温毯情况下使用
   B. 可以直接在棉被中使用
   C. 可以在手术铺单下使用
   D. 可以直接使用

4. 以下不属于主动保温措施的是
   A. 充气式保温毯
   B. 循环温水床垫
   C. 电阻加热毯
   D. 把室温调至低于 21 ℃以下

5. 有关围术期体温保护，以下说法不正确的是
   A. 被动保温措施应贯穿整个围术期
   B. 主动保温措施优于被动保温措施
   C. 患者体温过低时，才可以开始被动保温
   D. 围术期可联合使用被动保温和主动保温

6. 患者体温低于 36 ℃时，首选的保温措施是
   A. 充气式保温毯
   B. 液体加温
   C. 隔热毯加温
   D. 手术单覆盖

【参考答案】

　　1.C　2.B　3.A　4.D　5.C　6.A

（史成梅　杨可心）

第4章 电子镇痛泵的使用

一、仪器构造

爱朋型号

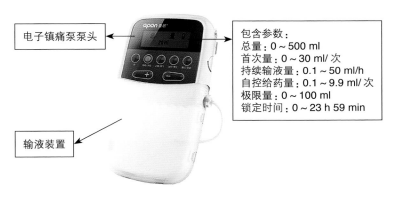

电子镇痛泵泵头

输液装置

包含参数：
总量：0 ~ 500 ml
首次量：0 ~ 30 ml/ 次
持续输液量：0.1 ~ 50 ml/h
自控给药量：0.1 ~ 9.9 ml/ 次
极限量：0 ~ 100 ml
锁定时间：0 ~ 23 h 59 min

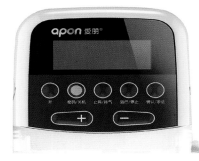

电子镇痛泵（持续输注型）

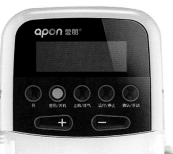

电子镇痛泵（脉冲型）

二、原理

采用蠕动泵工作原理,由一组多个阀片,按照一定顺序和规律挤压软性管道,镇痛泵中的镇痛药物会按照预先设定的速度持续输入患者体内,以达到基础镇痛的目的。此外还有一个控制阀,当患者感到疼痛剧烈时,可以通过控制阀,临时单次输入镇痛药物,满足患者个体化镇痛需求。

三、临床应用

镇痛用药方案必须由专业麻醉医生制订,在使用镇痛泵过程中,严禁配错药或随意调整镇痛泵的给药方式和用药剂量,否则可能发生意外,严重时甚至会危及生命。

为防止患者自主操作时药物输入过量,麻醉医生一般会给镇痛泵设置锁定时间,即患者在单次临时输入镇痛药之后,必须间隔一定时间才能再次临时输入,以保证患者安全。

四、适应证

1. 持续输注电子镇痛泵适用于全麻术后及硬膜外患者镇痛。
2. 脉冲电子镇痛泵适用于硬膜外镇痛及神经阻滞镇痛。

五、优势

1. 个体化用药,减轻患者术后急性疼痛。
2. 可远程监控,掌握镇痛泵运行状态。
3. 多屏监测,全程监控患者输注情况。
4. 多个工作端,便于医护人员及时掌握患者镇痛信息。
5. 信息系统可完成病例记录、统计。
6. 质控数据存储方便。

六、操作流程图

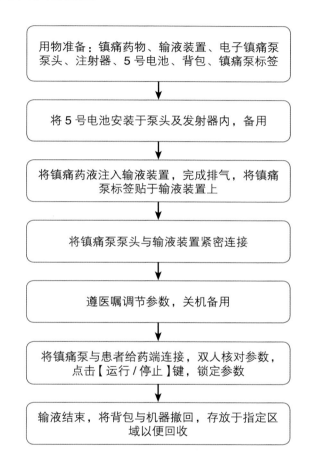

用物准备：镇痛药物、输液装置、电子镇痛泵泵头、注射器、5 号电池、背包、镇痛泵标签

↓

将 5 号电池安装于泵头及发射器内，备用

↓

将镇痛药液注入输液装置，完成排气，将镇痛泵标签贴于输液装置上

↓

将镇痛泵泵头与输液装置紧密连接

↓

遵医嘱调节参数，关机备用

↓

将镇痛泵与患者给药端连接，双人核对参数，点击【运行 / 停止】键，锁定参数

↓

输液结束，将背包与机器撤回，存放于指定区域以便回收

七、操作步骤（以持续输注型电子镇痛泵为例）

（一）操作前准备

1. 环境准备　洁净环境。

2. 人员准备　两名麻醉科医护人员。

3. 用物准备　镇痛药物、输液装置、电子镇痛泵泵头、注射器、5 号电池、背包、镇痛泵标签。

(二)操作中

1. 将 5 号电池安装于泵头及发射器内，备用。

2. 配制镇痛泵。

　　(1)打开输液装置无菌包装后，注入药液。

　　(2)回抽空气(注意：注药口向下，管路向下回抽)。

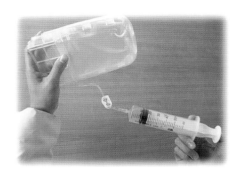

3. 调节参数。

　　(1)按【开】键开机，机器进入自检状态并提醒参数确认。

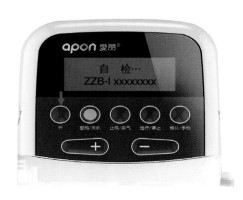

（2）按【确认 / 手动】键及【＋】【－】键，长按可快速调节及确认以下参数：总量、首次量、间隔时间、持续输液量、自控给药量、锁定时间、极限量。

①总量即镇痛药液总量，设置范围：0 ~ 500 ml。

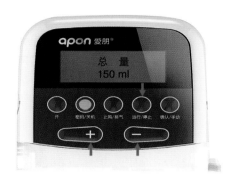

②首次量即负荷剂量，设置范围：0 ~ 30 ml/ 次。

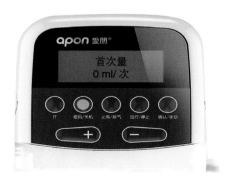

③持续输液量即背景流量，设置范围：0.1～50 ml/h。

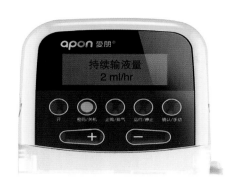

④自控给药量，设置范围：0～9.9 ml/次。

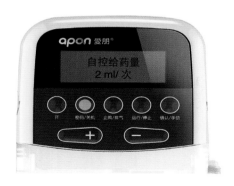

⑤锁定时间：PCA 间隔时间。

优点：保障给药安全性。如设置为 15 min，则表示在单次临时给药后的 15 min 内无论患者按压次数多少，均不会生效。

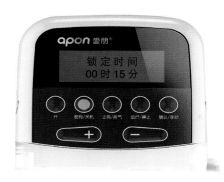

⑥极限量安全保护。

每小时极限输入量 = 首次量 + 持续量 +1 小时自控量之和。

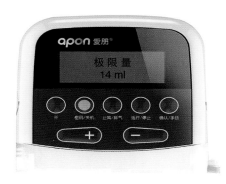

4. 装夹，排气。

（1）打开左右两侧耳夹至 90° 后，装入输液装置。

（2）左右耳夹锁回 0° 后，输液装置将被牢固锁定。

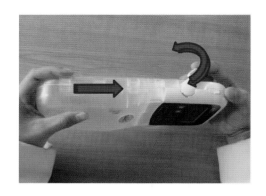

（3）连接延长管，过滤器箭头指向出水端。

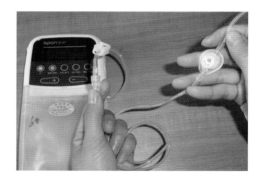

（4）长按【止鸣／排气】键排除延长管的气体。

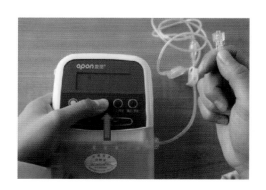

5. 运行，锁定参数及解锁：长按【＋】【－】键。

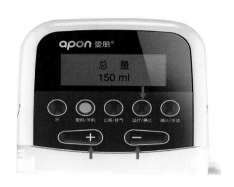

（三）操作结束

1. 先按【运行 / 停止】键；
2. 再长按【密码 / 关机】键关机。

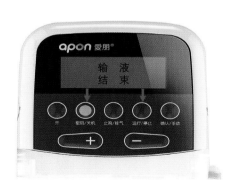

八、注意事项

1. 当机器报警时会发出连续的"滴滴"提示音，先按下【止鸣 / 排气】键解除报警，然后根据以下出现的问题解决：

报警信息	原因分析	处理方法
堵塞报警	1. 管夹未打开 2. 患者压迫到管路 3. 三通阀未打开	1. 打开管夹 2. 调整患者体位，理顺管路 3. 正确打开三通阀 4. 处理完毕后按下【运行 / 停止】键，继续运行，正常给药
气泡报警	输液管路内存在未排尽的气泡	1. 分离延长管末端与患者三通阀 2. 长按【止鸣 / 排气】键，排尽气泡直到延长管末端有持续药液滴出 3. 重新连接延长管与三通阀 4. 处理完毕后按下【运行 / 停止】键，继续运行，正常给药
输液将结束	当输液进度还剩5 ml 时，机器将发出提示	此报警仅作为即将给药结束的提示，并不会影响输液情况和进度，无须过多干预，请继续使用，直到输液结束
输液结束	当输液完成后，机器将发出输液结束报警，提醒撤泵	1. 长按【密码 / 关机】键 2. 长按【确认 / 手动】键，直到屏幕熄灭，此时机器关闭 3. 最后请将延长管末端与患者三通阀分离撤泵，将背包与机器存放于指定区域以便回收

2. 当使用完成后按照关机步骤正常关机，如采用取出电池等方式非正常关机，将会影响下一位患者的输液数据。

3. 如关机时只按压一次【密码 / 关机】键，出现密码 000 字样，请按【确认 / 手动】键跳过，如出现小钥匙图标请用万能解码 281 解锁后继续操作。

4. 电子镇痛泵使用完毕后，泵头及背包用 75% 乙醇纱布擦拭，对于未使用完的镇痛泵中的剩余药液，应及时按管理规定由双人进行倾泻入下水道等处置，并逐条记录，双人签字。

5. 如电子镇痛泵出现故障，及时联系工程师。

九、测试题

1. 以下不属于患者自控镇痛泵药物并发症的是
   A. 呼吸抑制
   B. 恶心、呕吐
   C. 头晕
   D. 寒战

2. 持续输注型电子镇痛泵临床使用时，操作不正确的是
   A. 镇痛泵报警及时查找原因
   B. 镇痛泵各部件安装到位方可使用
   C. 配置药品后需双人核对
   D. 连接镇痛泵时输液端开关应处于关闭状态

3. 以下哪项不是镇痛泵常见的报警原因
   A. 气泡或无液
   B. 未安装到位
   C. 堵塞
   D. 配置药物错误

4. 配置镇痛泵时应核对的参数，错误的是
   A. 配置总量
   B. 单次剂量和持续剂量
   C. 锁定时间和极限剂量
   D. 患者疼痛评分

5. 脉冲型电子镇痛泵与持续输注型电子镇痛泵最主要的区别是
   A. 颜色不同，脉冲泵为紫色按钮
   B. 用途不同，脉冲泵一般用于分娩镇痛

C. 设置参数不同，脉冲泵无持续剂量，有自动给药间隔时间

D. 连接部位不同，脉冲泵连接于硬膜外导管

【参考答案】

1.D 2.D 3.D 4.D 5.C

（王洁初 李丹丹）

第5章 肌松监测仪的使用

一、仪器构造

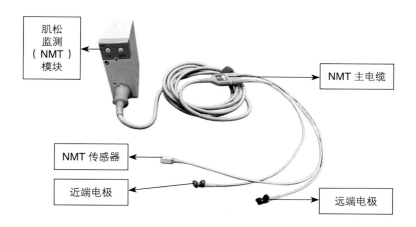

模块插件式肌松监测仪

肌松
监测
（NMT）
模块

NMT 主电缆

NMT 传感器

近端电极

远端电极

二、原理

　　肌松监测仪（neuromuscular transmission monitor, NMT）在临床上用于判断神经肌肉阻滞的类型、测定骨骼肌松弛药（肌松药）作用起效时间和气管插管时机的选择、辅助维持术中最佳肌松状态、判断神经肌肉阻滞的恢复情况以及术后肌松残余（postoperative residual curarization, PORC）情况，对于降低手术后患者因肌松作用残留而引起的各种严重并发症的发生率，提高肌松药临床应用的安全性和合理性起到十分关键的作用。

肌松监测仪工作原理是采用电刺激运动神经，致使其所支配的肌肉产生收缩与肌电反应，通过换能器将收缩的压力信号转变为电信号，经滤波放大处理，将数字化的结果进行显示。主要刺激模式包括单次刺激（single twitch stimulation, ST）、4 个成串刺激（train of four stimulation, TOF）、强直刺激后计数（post-tetanic twitch count, PTC）、双短强直刺激（double burst stimulation, DBS），监测模式说明见表 5-1。

表 5-1　肌松监测模式说明

肌松监测模式	刺激模式及适用情况	优点	缺点
单次刺激	常用刺激频率为 0.1 Hz 和 1 Hz 的单个刺激。适用于麻醉诱导时肌松监测	刺激方法简单，患者的不适感较低	不能反映肌松药对突触前膜的作用，无法判断神经肌肉阻滞的性质，需提前测定参照值
4 个成串刺激	由 4 个频率为 2 Hz、间隔 0.5 s 的连续刺激组成，给予刺激后产生 4 个肌颤搐，分别为 T1、T2、T3、T4。适用于术中及苏醒期肌松监测	全程监测肌松药起效、维持和消除情况，敏感性高、刺激部位痛感较轻	无法进行深度肌松监测
强直刺激后计数	由频率 50 Hz、持续 5 s 的强直刺激，间隔 3 s 后继以频率 1 Hz 的单刺激 1 分钟共 16 次组成。适用于深度肌松监测	可以评估深度神经肌肉阻滞	无法实现连续动态肌松监测
双短强直刺激	由两组频率 50 Hz、间隔 0.75 s 的刺激组成。适用于神经肌肉阻滞恢复期	更广的范围内察觉到肌颤搐的衰减，所需的间隔时间较短	患者的不适感较强

三、临床应用

1. 降低麻醉恢复期肌松药物残余阻滞的发生率，降低临床拔管时机的不确定性。
2. 术中能更加精准地调节肌肉松弛程度，满足不同类型手术的肌松需求。
3. 指导肌松拮抗药物和剂量的选择。
4. 常用的全麻下肌松监测方法包括临床经验评估（抬头）、定性评估（周围神经刺激器）和定量评估。使用 4 个成串刺激比值（train-of-four ratio，TOFr），进行肌松监测定量评估的患者比使用定性评估与临床经验评估的患者，肌松残留阻滞的发生率更低。神经肌肉阻滞深度的定量和定性监测内容见表 5-2。

表 5-2　神经肌肉阻滞深度的定量和定性监测

阻滞深度	外周神经刺激和定性评估	定量监测
完全阻滞	强直刺激后计数 =0	强直刺激后计数 =0
深度阻滞	强直刺激后计数 ≥ 1；TOF 计数 =0	强直刺激后计数 ≥ 1；TOF 计数 =0
中度阻滞	TOF 计数 =1 ~ 3	TOF 计数 =1 ~ 3
轻度阻滞	TOF 计数 =4；TOF 有衰减	TOFr < 0.4
最小深度阻滞	TOF 计数 =4；TOF 无衰减	TOFr=0.4 ~ 0.9
基本恢复	无法测量	TOFr ≥ 0.9

四、适应证

1. 肝肾功能障碍或全身情况差、严重疾病以致影响肌松药的药代动力学的患者。
2. 重症肌无力、肌无力综合征等肌松药药效有异常者。
3. 支气管哮喘、严重心脏病以及其他需要尽量避免使用抗胆碱酯酶药拮抗肌松残余的患者。

4. 过度肥胖、严重胸部创伤、严重肺部疾病及呼吸功能受损接近临界水平、术后需充分恢复肌力的患者。
5. 长时间应用或持续静脉输注肌松药的患者。

五、禁忌证

1. 对监测工具材质过敏的患者。
2. 严重骨质疏松、骨化性肌炎等患者。
3. 关节及周围软组织急性损伤和严重疼痛，骨折错位或未愈合，骨关节不稳定或脱位者。

六、操作流程图

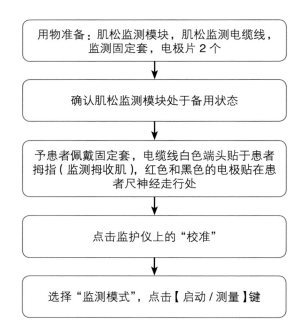

用物准备：肌松监测模块，肌松监测电缆线，监测固定套，电极片 2 个

↓

确认肌松监测模块处于备用状态

↓

予患者佩戴固定套，电缆线白色端头贴于患者拇指（监测拇收肌），红色和黑色的电极贴在患者尺神经走行处

↓

点击监护仪上的"校准"

↓

选择"监测模式"，点击【启动 / 测量】键

七、操作步骤

（一）操作前准备

1. 环境准备　选择温度适宜、光线良好的清洁环境操作。
2. 人员准备　麻醉科医护人员。
3. 用物准备　肌松监测模块，肌松监测电缆线，监测固定套，电极片 2 个。

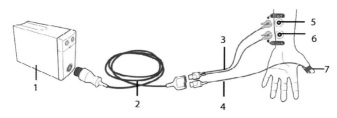

1. NMT 模块；2. NMT 主电缆；3. NMT 刺激电缆；4. NMT 传感器电缆；
5. 近端电极；6. 远端电极；7. NMT 传感器

（二）操作中

1. 患者备皮，确保电极粘贴部位皮肤完好、体毛较少。
2. 放置电极、传感器。电极置于尺神经走行部位，远端电极放在近端腕横纹 1 cm 尺侧腕屈肌桡侧，近端电极置于远端电极近侧 2~3 cm 处。传感器平坦且面积较大一侧朝向拇指内侧。通过刺激尺神经监测拇收肌收缩效应。
3. 执行校准，点击屏幕上的"校准"。

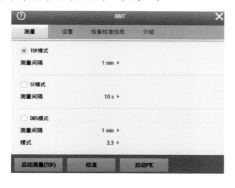

4. 选择"监测模式",点击【启动 / 测量】键。

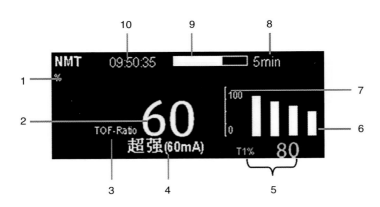

1. 参数单位;2. 参数值;3. 参数标名;4. 刺激电流;5.T1％:TOF 模式下第一个刺激响应与参考响应幅值的百分比,如果未进行成功校准,则不显示该值;6. 刺激响应柱状图:对刺激的响应幅度,最大幅度为 120％;7. 标尺:显示刺激响应幅值标尺,如果未成功校准,则不显示标尺;8. 测量间隔时间:如果测量间隔设置为"手动",则此处显示为"手动";9. 倒计时进度条:显示距下次测量的时间,如果测量间隔设置为"手动",则不显示进度条;10. 最近一次测量的完成时间

八、注意事项

1. 不同患者接收到的传感器信号的强度不同。必须在注射肌松药物之前完成校准,通过 NMT 校准决定参考响应幅值。
2. 为了避免电击,在 NMT 刺激停止之前不要触碰电极。
3. 避免撞击 NMT 传感器。
4. 患者位置移动后,应检查 NMT 传感器及电极的放置是否正确,拇指活动是否受阻。
5. 电极的放置应避免电流直接刺激肌肉。
6. 电极片贴合时应与皮肤紧密接触。观察发现,对电极施加轻微的压力就可能会明显改善刺激,因此建议将电极用胶带固定在皮肤上。

7. 传感器在拇指上的位置越远，加速信号就越强。可以通过传感器的位置来调节信号强度。

九、测试题

1. 以下哪项不是肌松监测的目的
   A. 用药剂量个体化，合理使用肌松药
   B. 根据手术需要控制肌松深度
   C. 鉴别术后呼吸抑制的原因
   D. 监测药物过敏反应

2. 应用肌松药的基本原则，错误的是
   A. 应有完善的镇痛和严密的呼吸管理措施
   B. 应避免不恰当的联合用药
   C. 对肌松药的作用进行监测
   D. 对肌松药的用量不用监测

3. 非去极化阻滞的特点不包括
   A. 无肌纤维成束收缩
   B. 强直刺激后无衰减
   C. 强直刺激后出现易化
   D. 能为抗胆碱酯酶药所拮抗

4. 神经肌肉传递功能监测中，目前临床上最常用的刺激方式是
   A. 单次肌颤搐刺激
   B. 4 个成串刺激
   C. 强直刺激后单次刺激肌颤搐计数
   D. 双短强直刺激

5. 双相阻滞的特点为

    A. TOF 出现衰减

    B. 强直刺激不出现衰减

    C. TOF、强直刺激均出现衰减

    D. TOF、强直刺激均不出现衰减

【参考答案】

    1. D　2. D　3. B　4. B　5. C

（王洁初　林逍纳）

第6章　麻醉机及监护仪的使用

麻醉机的使用

一、仪器结构

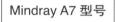

Mindray A7 型号

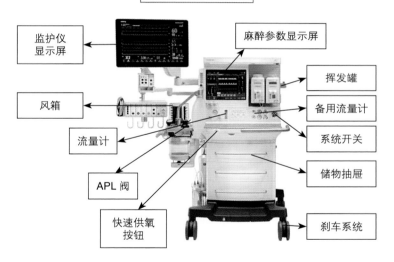

监护仪
显示屏

麻醉参数显示屏

挥发罐

风箱

备用流量计

流量计

系统开关

APL 阀

储物抽屉

快速供氧
按钮

刹车系统

二、原理

　　麻醉机是临床麻醉的最重要设备，其功能是为患者提供氧气、吸入麻醉药及进行呼吸管理。其主要由供气装置、蒸发器、呼吸回路、二氧化碳吸收装置、麻醉呼吸机、麻醉废气清除系统等组成。

　　麻醉机的工作原理是通过气源系统提供气体，通过呼吸回路将气体输送到患者的呼吸道中，同时通过麻醉药物输送系统将麻醉药物输送到患者的呼吸道中，最终达到麻醉的效果。同时，麻醉机还需要配备监测系统和控制系统，以确保患者的生命体征得到监测和调控。

　　麻醉机的使用需要专业医护人员进行操作，以确保患者的安全。在使用麻醉机时，医护人员需要根据患者的情况和手术的需求，调整麻醉机的工作状态，以确保患者的麻醉效果和手术的顺利进行。

三、麻醉机检测操作流程图

自动回路泄漏测试

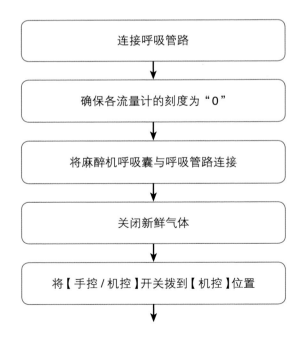

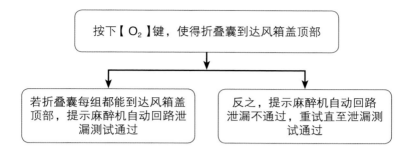

按下【O_2】键，使得折叠囊到达风箱盖顶部

若折叠囊每组都能到达风箱盖顶部，提示麻醉机自动回路泄漏测试通过

反之，提示麻醉机自动回路泄漏不通过，重试直至泄漏测试通过

手动回路泄漏测试

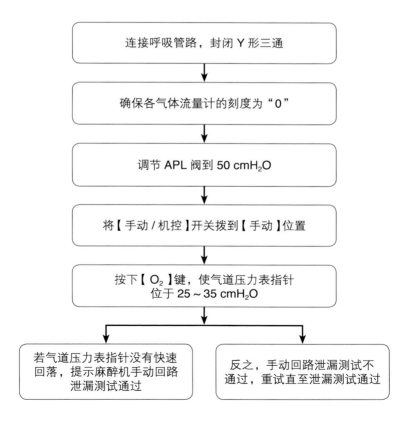

连接呼吸管路，封闭 Y 形三通

确保各气体流量计的刻度为"0"

调节 APL 阀到 50 cmH$_2$O

将【手动 / 机控】开关拨到【手动】位置

按下【O_2】键，使气道压力表指针位于 25 ~ 35 cmH$_2$O

若气道压力表指针没有快速回落，提示麻醉机手动回路泄漏测试通过

反之，手动回路泄漏测试不通过，重试直至泄漏测试通过

四、操作步骤

1.检查电源连接正常。

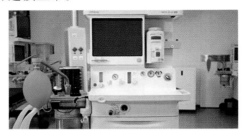

2.检查电源指示灯，气体连接正常。

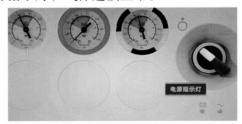

3.检查挥发罐已固定锁好，麻醉剂不超过刻度线。

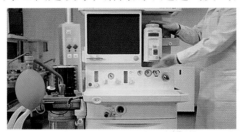

4.检查钠石灰罐已装好钠石灰，不超过刻度线。

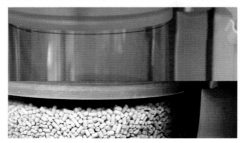

5. 检查呼吸系统连接正常。

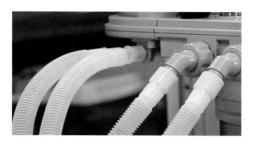

6. 麻醉机开机，进行系统自检。

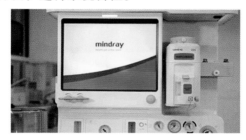

7. 根据屏幕提示，进行泄漏测试。

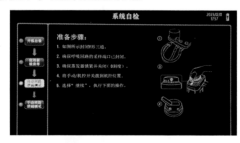

8. 全部测试通过，麻醉机处于待机备用状态。

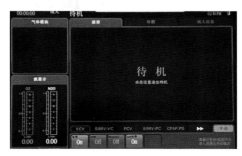

五、注意事项

1. 使用麻醉机前，需对其性能、参数和附件功能进行严格检测，并定期给予保养，发现异常应及时进行维修。

2. 呼吸频率：成人的正常呼吸频率为 12～20 次 / 分，儿童的正常呼吸频率为 20～30 次 / 分，老年人的正常呼吸频率为 14～18 次 / 分。在设置呼吸频率时，通常设置为 12～20 次 / 分，应根据患者的年龄、病情和手术类型进行合理调整。

3. 潮气量：通常按照患者体重来计算，成人的潮气量为 8～10 ml/kg，儿童的潮气量为 6～8 ml/kg。在设置潮气量时，应注意通过检测呼吸气流和二氧化碳的排出量来确保潮气量的准确性。

   理想体重计算方法：

   男性理想体重（kg）：身高（cm）−105；

   女性理想体重（kg）：身高（cm）−110；

   儿童（1～6 个月）体重（kg）：出生体重（kg）+ 月龄 ×0.6；

   儿童（7～12 个月）体重（kg）：出生体重（kg）+ 月龄 ×0.5；

   儿童（1 岁以上）体重（kg）：8 + 年龄 ×2。

4. 吸呼比：吸呼比是指吸气时间和呼气时间的比例。吸呼比通常设置为 1：(1.5～2)。在设置吸呼比时，应根据患者的病情和手术类型进行合理调整。

5. 清洁与消毒

部件	清洗方法		消毒方法		
	1 擦拭	2 浸泡	A 擦拭	B 浸泡	C 压力蒸汽
呼吸软管与 Y 形三通接口		★		★	★
呼吸面罩		★		★	★
流量传感器		★		★	★
气道压力表	★		★		
风箱组件（不包含折叠囊）		★		★	★
折叠囊组件		★		★	★
吸气和呼气单向阀组件		★		★	★
氧传感器	★		★		
CO_2 吸收器组件		★		★	★
CO_2 吸收器连接块组件		★		★	★
积水杯		★		★	★
储气囊支撑臂		★		★	★
BYPASS 组件		★		★	★
呼吸系统		★		★	★
储气囊		★		★	★

★ 表示可以使用该类清洁方法或消毒方式。

清洗方法：
1. 擦拭：用在弱碱性清洁剂（如清水或者 pH 值为 7.0 ~ 10.5 的肥皂水等）溶液中浸泡过的湿布擦拭，并用干燥的不起毛布擦干。
2. 浸泡：先用清水冲洗，然后用弱碱性清洁剂（如清水或者 pH 值为 7.0 ~ 10.5 的肥皂水等）溶液（建议水温为 40 ℃）浸泡大约 3 min，最后用清水清洗干净并晾干。

消毒方法：
A. 擦拭：使用在中、高效消毒剂［如乙醇（75%）、异丙醇（70%）或戊二醛（2%）等］溶液中浸泡过的湿布擦拭，并用干燥的不起毛布擦干；
B. 浸泡：在中、高效消毒剂［如乙醇（75%）、异丙醇（70%）或戊二醛（2%）等］溶液中浸泡（浸泡时间根据消毒液的不同而不同），然后用清水清洗干净并彻底晾干；
C. 压力蒸汽：高温、高压蒸汽消毒（最高温度为 134 ℃），消毒时间至少为 20 min。
注：1. A 和 B 属于中级消毒，C 属于高级消毒。
  2. 折叠囊组件的浸泡时间勿超过 15 min。
  3. 折叠囊组件的压力蒸汽时间勿超过 7 min。

六、测试题

1. 麻醉机成人的呼吸频率通常设置为
    A. 6～10 次 / 分
    B. 12～20 次 / 分
    C. 15～25 次 / 分
    D. 20～30 次 / 分

2. 麻醉机的吸呼比通常设置为
    A. 1 : (1～1.5)
    B. 1 : (1.5～2)
    C. 1 : (1～2)
    D. 1 : (2～3)

3. 患者男，身高 175 cm，体重 70 kg，潮气量可设置为
    A. 400～500 ml
    B. 450～550 ml
    C. 500～550 ml
    D. 560～700 ml

4. 以下哪项不是钠石灰失效的表现
    A. 变硬
    B. 变色
    C. 患者出现二氧化碳蓄积的症状
    D. 气道压增高

【参考答案】
    1. B　2. B　3. D　4. D

（王洁初　林逍纳）

监护仪的使用

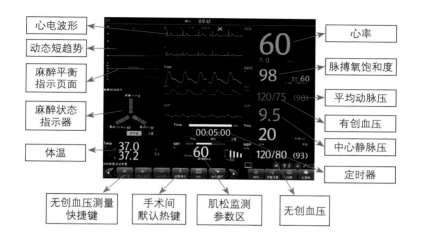

左侧标注	右侧标注
心电波形	心率
动态短趋势	脉搏氧饱和度
麻醉平衡指示页面	平均动脉压
麻醉状态指示器	有创血压
体温	中心静脉压
	定时器

底部：无创血压测量快捷键　手术间默认热键　肌松监测参数区　无创血压

一、原理

心电活动经心电导联线传入处理器，血压经压力传感器变成电信号传入处理器。呼吸活动由呼气、吸气造成胸腔电阻的改变经心电导联与心电活动同时传入处理器，处理器将来自患者体内的电信号放大后，经微型计算机处理后变成波形输出与数字信号输出，经光电显示系统显示于阴极射线示波器的屏幕上。

二、临床应用

可应用于需要进行持续不间断地监测心搏的频率、节律与体温、呼吸、血压、脉搏及脉搏氧饱和度的患者。

三、优势

监护仪作为能够持续、动态监测患者心电活动、脉搏、呼吸、血压、脉搏氧饱和度等重要指标的医疗设备，能够早期发现患者病情变化，为临床医护人员在治疗、护理、临床监测及抢救等方面，提供客观有效的数据，在临床护理工作中减轻了护理人员的工作强度，提高了工作效率。

四、操作流程图

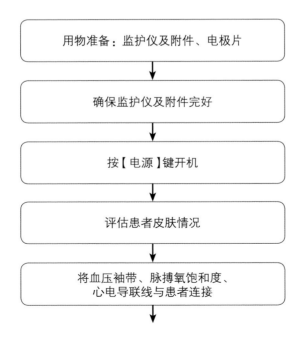

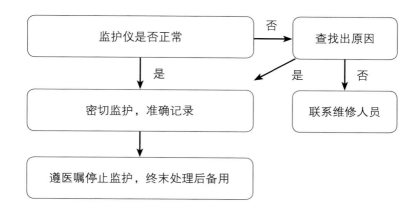

五、操作步骤

（一）操作前准备

1. 环境准备 选择温度适宜、光线良好的清洁环境操作。
2. 人员准备 麻醉科医护人员。
3. 用物准备 心电监护仪及附件、电极片。

（二）操作中

1. 开机前，检查监护仪和模块等是否有机械损坏，外部电缆和附件连接是否正确，电源线是否正常连接。

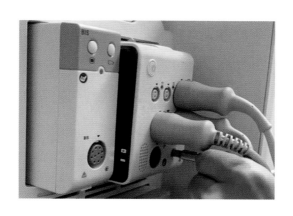

2. 按下电源开关，屏幕显示开机画面，报警灯分别呈黄色点亮，报警灯会再由黄色变为红色，在系统中发出"嘟"声消失后进入主页面。

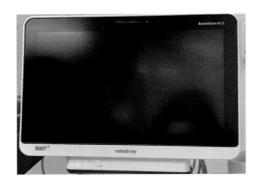

3. 根据患者情况决定需要进行何种参数的监护及测量。

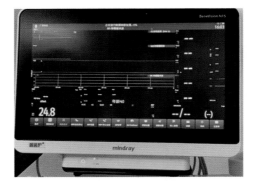

4. 安装所需模块，将血压袖带、脉搏氧饱和度、心电导联线与患者连接。

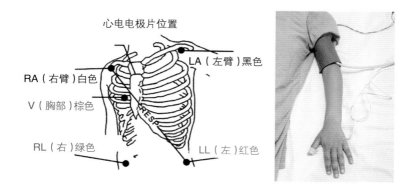

心电电极片位置

RA（右臂）白色
LA（左臂）黑色
V（胸部）棕色
RL（右）绿色
LL（左）红色

5. 监护完成后，断开附件与患者的连接。

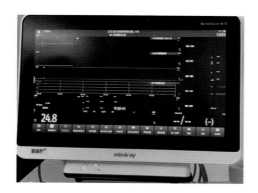

6. 使用清水或 75% 乙醇的无尘布擦拭监护仪附件及主机后，将心电监护仪及其附件整理、终末处理后备用。

六、报警处理方法

报警信息	原因分析	处理方法
心率和呼吸监测报警		1. 检查电极片与皮肤接触是否良好 2. 可更换电极片及粘贴位置排除故障
血压监测报警	1. 机器故障 2. 患者发生情况	1. 查看袖带位置、袖带粘贴情况、患者体位、导线管路 2. 更换仪器监测血压或手动测量，记录生命体征
脉搏氧饱和度监测报警		1. 检查传感器是否移位 2. 查看光电检测管是否正对发光管 3. 传感器避免与血压袖带置于同侧肢体

七、注意事项

1. 生命体征正常值

   心率：60~100 次 / 分

   脉搏氧饱和度：＞95%

   无创血压：收缩压：90 ~ 139 mmHg，

   　　　　　舒张压：60 ~ 89 mmHg

   有创血压：有创血压测压值比无创测压值高 5 ~ 20 mmHg

   中心静脉压：6~12 cmH$_2$O

   脉压差 = 收缩压 − 舒张压

   平均动脉压：平均动脉压 = 舒张压 +1/3 脉压差

   或平均动脉压 =1/3 收缩压 +2/3 舒张压

2. 附件清洁步骤

   （1）用清水、卡瓦布或 75% 乙醇浸湿的无尘布擦拭附件。

   （2）用干的无尘布将残留的清洁剂擦干。

3. 主机清洁步骤

   （1）使用清水或 75% 乙醇浸湿的无尘布擦拭。

（2）擦拭显示屏。

（3）擦拭主机、模块或插件箱的表面，注意避开设备的接口和金属部件。

（4）用干的无尘布擦去设备表面的清洁剂。

八、测试题

1. 心电图上 QRS 波代表哪部分兴奋产生的电活动

  A. 心房

  B. 心室

  C. 房室结

  D. 希氏束

2. 患者出现下列哪种情况，监护仪可显示窦性心动过缓

  A. 发热

  B. 洋地黄中毒

  C. 甲状腺功能亢进

  D. 情绪激动

3. 术中能同时了解心脏搏动和呼吸情况的监测是

  A. 无创血压

  B. 心电图

  C. 有创血压

  D. 脉搏氧饱和度

4. 以下哪种颜色的指甲油对双波长脉搏氧饱和度仪的准确性影响最大

  A. 红色

  B. 黄色

  C. 蓝色

  D. 绿色

5. 关于袖带无创测压，以下说法正确的是
   A. 袖套过松，测得的数值偏高
   B. 袖套松紧程度对测得的数值没有影响
   C. 成人袖套宽度应为上臂周径的 2/3
   D. 小儿袖套宽度需覆盖上臂长度的 2/3

6. 进行有创压力监测时，下列哪项不是必需的操作
   A. 校零时传感器与右心房高度一致
   B. 持续使用肝素盐水冲洗测压通路
   C. 连接测压装置前确保通路无气泡
   D. 体位改变后，重新校零

7. 出现下列哪种情况时会导致 $P_{ET}CO_2$ 与 $PaCO_2$ 数值差异最大
   A. 高碳酸血症
   B. 低氧血症
   C. 急性肺栓塞
   D. 急性呼吸窘迫综合征（ARDS）

【参考答案】

   1. B 2. B 3. D 4. C 5. D 6. D 7. C

（周　阳　丛竹凯）

第 7 章 输血 / 输液加温仪的使用

一、仪器构造

245 型血液加温仪

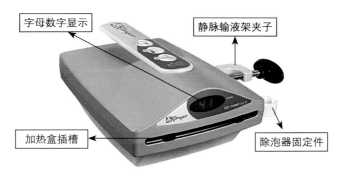

字母数字显示

静脉输液架夹子

加热盒插槽

除泡器固定件

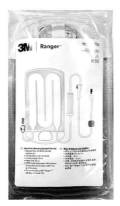

二、原理

　　通过传热板的热量，经过凹槽内的输液管道传递给管内连续流动的液体或血液，用于临床对输液和输血管路进行加温，并对管路液体在到达患者前进行保温。

三、适应证

1. 用于加热血液、静脉内液体和灌注液。
2. 预防和治疗围术期体温过低。

四、禁忌证

1. 加热后药效受影响的药物输注时禁用。
2. 发热、严重心肺功能不全患者禁用。

五、优势

1. 将液体加温至接近人体温度，能够有效预防低体温发生，缩短伤口愈合时间，减少伤口感染概率，改善凝血功能，减少心脏并发症。
2. 适用范围广，在输血、输液、鼻饲饮食、胃肠营养液、膀胱冲洗、儿童或新生儿输液以及其他适用的液体加温时都可以使用该仪器。
3. 能够精确控制液体温度，确保输血和输液过程中液体温度稳定，控温误差 ≤ ±0.5 ℃。
4. 加温迅速，30 秒内可达 30 ℃，2 分钟内可达 37 ℃，更省时、更舒适、更安全。

六、操作流程图

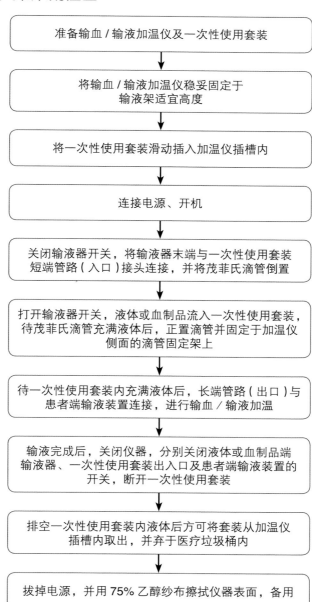

准备输血 / 输液加温仪及一次性使用套装

↓

将输血 / 输液加温仪稳妥固定于
输液架适宜高度

↓

将一次性使用套装滑动插入加温仪插槽内

↓

连接电源、开机

↓

关闭输液器开关，将输液器末端与一次性使用套装
短端管路（入口）接头连接，并将茂菲氏滴管倒置

↓

打开输液器开关，液体或血制品流入一次性使用套装，
待茂菲氏滴管充满液体后，正置滴管并固定于加温仪
侧面的滴管固定架上

↓

待一次性使用套装内充满液体后，长端管路（出口）与
患者端输液装置连接，进行输血 / 输液加温

↓

输液完成后，关闭仪器，分别关闭液体或血制品端
输液器、一次性使用套装出入口及患者端输液装置的
开关，断开一次性使用套装

↓

排空一次性使用套装内液体后方可将套装从加温仪
插槽内取出，并弃于医疗垃圾桶内

↓

拔掉电源，并用 75% 乙醇纱布擦拭仪器表面，备用

七、操作步骤

（一）操作前准备

1. 环境准备　温度 5 ~ 30 ℃，湿度 ≤ 80%。
2. 人员准备　麻醉科医护人员。
3. 用物准备　输血 / 输液加温仪、血液 / 液体加温仪用一次性使用套装、输液器、液体、血制品。

（二）操作中

1. 将输血 / 输液加温仪稳妥固定于输液架适宜高度。
2. 打开一次性使用套装，将其滑动插入加温仪插槽内。
3. 连接电源，开机，固定设置温度为 41 ℃。

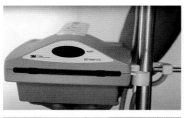
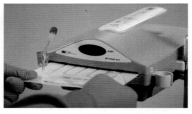
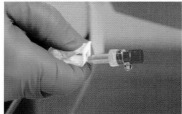
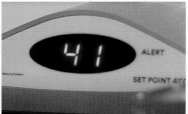

4. 关闭输液器开关，将输液器末端与一次性使用套装短端管路（入口）接头连接，并将茂菲氏滴管倒置。

5. 打开输液器开关，液体或血制品流入一次性使用套装，待茂菲氏滴管充满液体后，正置滴管并固定于加温仪侧面的滴管固定架上。

6. 待一次性使用套装内充满液体后，长端管路（出口）与患者端输液装置连接，进行输血/输液加温。

（三）使用完毕后操作

1. 输液完成后，关闭仪器，分别关闭液体或血制品端输液器、一次性使用套装出入口及患者端输液装置的开关，断开一次性使用套装。

2. 排空一次性使用套装内液体后方可将套装从加温仪插槽内取出，并弃于医疗垃圾桶内。

3. 拔掉电源，并用 75% 乙醇纱布擦拭仪器表面，备用。

八、注意事项

1. 使用前检查仪器有无受损，若设备受损禁止使用。为确保患者和（或）操作人员安全，发现以下情况之一时不能使用：

（1）电源、插头、控制引线受损或磨损。

（2）外壳受损，开关按钮受损。

（3）仪器跌落、内部电子元件变湿。

（4）一次性使用加温袋管路受损。

2. 输注时输液器管路不能扭曲或打结，以免导致堵塞或妨碍流动。

3. 一次性使用套装的加温管路不得弯曲、受损。

4. 使用输血/输液加温仪时，应密切观察患者输注肢体情况，避免温度过高对患者造成伤害。

5. 一次性使用套装管路与输液器管路连接时避免污染。

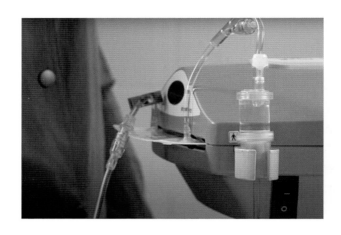

6. 注意仪器的清洁和消毒，使用后用 75% 乙醇纱布擦拭仪器表面，备用。
7. 定期检查输血 / 输液加温仪的工作状态，确保各项功能正常，并进行维护和保养。

九、测试题

1. 在安装输血 / 输液加温仪时，以下说法不正确的是
   A. 连接前应将患者端输液器开关、加温袋出入口开关置于打开状态
   B. 加温袋输液管短端与输液器末端连接
   C. 打开输液器开关，将液体或血制品排至加温袋输液器远端
   D. 管路及除泡器内无空气后加温袋输液器长端与患者留置针端连接

2. 不能使用输血 / 输液加温仪输注的液体是
    A. 乳酸钠林格液
    B. 羟乙基淀粉
    C. 红细胞悬液
    D. 血小板制剂

3. 关于围术期低体温的后果，以下说法不正确的是
    A. 增加患者心血管事件发生率
    B. 导致患者苏醒延迟
    C. 影响患者凝血功能
    D. 影响患者胃肠功能恢复

4. 关于围术期低体温的防治措施，以下说法正确的是
    A. 成人术中手术室温度不低于 23 ℃
    B. 超过 1000 ml 的液体应采用静脉输液加温设备
    C. 血制品可采用水浴加热方式
    D. 血制品可采用微波加热方式

5. 融化后的普通冰冻血浆，输注的适宜温度是
    A. 36 ℃
    B. 37 ℃
    C. 38 ℃
    D. 41 ℃

6. 术中腹腔冲洗液使用的适宜温度是
    A. 36 ℃
    B. 37 ℃
    C. 38 ℃
    D. 41 ℃

7. 术中采用加温输液的意义不包括

A. 增加术后感染机会

B. 降低术后心肌梗死的可能性

C. 降低输血的可能性

D. 减少 ICU 停留时间

【参考答案】

1.A　2.D　3.D　4.B　5.B　6.C　7.A

（韩永正　霍金金）

第8章 注射泵的使用

一、仪器构造

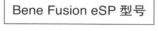

Bene Fusion eSP 型号

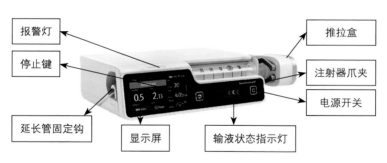

报警灯

停止键

延长管固定钩

显示屏

推拉盒

注射器爪夹

电源开关

输液状态指示灯

二、原理

注射泵是一种智能化注射装置，能够将药物精确、匀速、持续地输入体内，严格控制药物用量，保证药物最佳有效浓度，合理地调节药物的注射速度，连续输注各种急需的药物，减少并发症的发生。

三、适应证

1. 心血管药物的连续微量注射。

2. 早产儿、新生儿的生理维持量输液。

3. 注射催产素、化疗药等特殊药物。

4. 持续输注麻醉药物。

5. 在血液透析和体外循环时注射抗凝剂。

四、禁忌证

无绝对禁忌证。

五、优势

1. 精准性高　能自动识别 5 ml、10 ml、20 ml、50 ml、60 ml 等不同规格的注射器，确保输液精度。

2. 安全性强　延长管脱落报警系统能时刻监控应用状态，防止出现无效输注、患者血液外流等情况，确保患者安全。阻塞检测系统能判断阻塞等级，减少特殊用药输出血管外带来的皮下组织坏死或刺激，保障输液安全。具有阻塞压力释放功能，延长管或泵内受阻塞时，注射泵及时释放压力，降低静脉注射风险。

3. 易用性好　触摸屏，能更方便快捷地操作。模式切换方便，持续给药，减轻临床工作负担。

六、操作流程图

用物准备：注射泵、含有药物的注射器、泵管

↓

将注射泵固定在输液架适当高度

↓

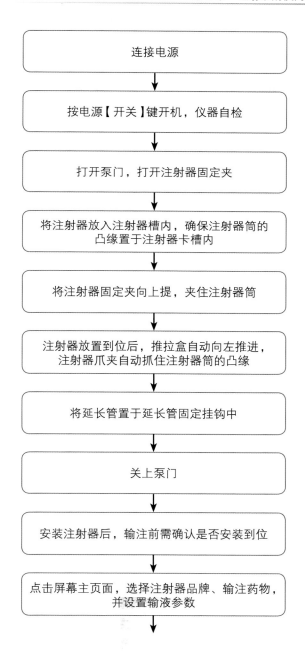

连接电源

↓

按电源【开关】键开机，仪器自检

↓

打开泵门，打开注射器固定夹

↓

将注射器放入注射器槽内，确保注射器筒的
凸缘置于注射器卡槽内

↓

将注射器固定夹向上提，夹住注射器筒

↓

注射器放置到位后，推拉盒自动向左推进，
注射器爪夹自动抓住注射器筒的凸缘

↓

将延长管置于延长管固定挂钩中

↓

关上泵门

↓

安装注射器后，输注前需确认是否安装到位

↓

点击屏幕主页面，选择注射器品牌、输注药物，
并设置输液参数

↓

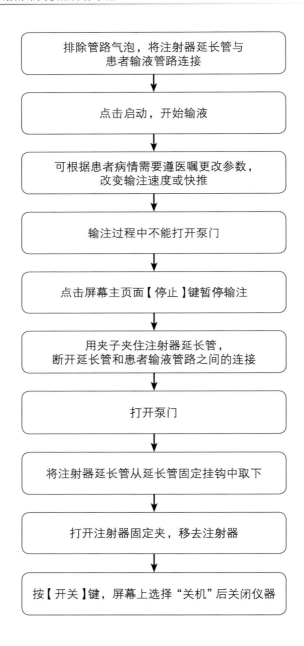

排除管路气泡，将注射器延长管与
患者输液管路连接

点击启动，开始输液

可根据患者病情需要遵医嘱更改参数，
改变输注速度或快推

输注过程中不能打开泵门

点击屏幕主页面【停止】键暂停输注

用夹子夹住注射器延长管，
断开延长管和患者输液管路之间的连接

打开泵门

将注射器延长管从延长管固定挂钩中取下

打开注射器固定夹，移去注射器

按【开关】键，屏幕上选择"关机"后关闭仪器

七、操作步骤

(一)操作前准备

1. 环境准备 选择温度适宜、光线良好的清洁环境进行操作。
2. 人员准备 麻醉科医护人员。
3. 用物准备 注射泵、含有药物的注射器、泵管。

(1)将注射泵固定在输液架适当高度。

(2)连接电源,按电源【开关】键开机,仪器进行自检。

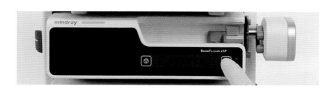

(3)开机完成后推拉盒会自动张开,移动至最右端。

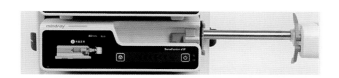

(4)打开泵门,向下拨开夹柄,安装注射器。

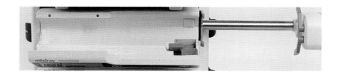

(5)将注射器尾翼卡入夹片中,确保注射器筒的凸缘置于注射器卡槽内,将延长管置于延长管固定挂钩中,注射器刻度向外,方便观察注射器液量。

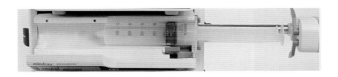

（6）拨回夹柄，推拉盒自动加载注射器，关上泵门。

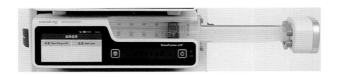

（二）操作中

1. 排气完成后将泵管连接患者端。

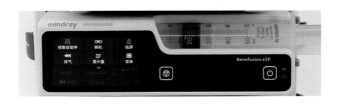

2. 页面显示选择耗材，选择对应的耗材品牌；页面显示药物
选择，选择使用的药物；进入参数设置页面，根据患者
病情，遵医嘱调整。

3. 核对医嘱，确认输液参数设置和医嘱一致。确认选择的注
射器品牌型号与当前使用的注射器品牌型号一致，输注前
检查是否与患者端连接紧密，是否安装完成。

4. 点击"启动"开始输液，输注过程中不可打开泵门。

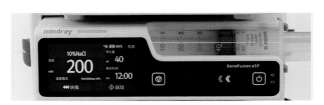

5. 根据患者病情遵医嘱给予快推剂量。

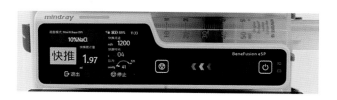

（三）操作结束

1. 点击屏幕主页面【停止】键暂停输注。

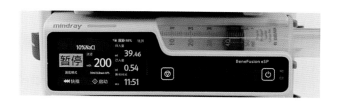

2. 打开泵门，向下拨开夹柄，推拉盒自动移动至最远位置。
3. 取下注射器，拨回夹柄。

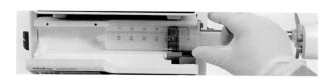

4. 长按【开关】键，选择"关机"选项，推拉和恢复初始位置，断开电源，仪器备用。

八、注意事项

1. 当仪器报警时会发出连续的"滴滴"提示音，请先按下静音解除报警，然后根据以下出现的问题进行解决：

报警信息	原因分析	处理方法
阻塞	管路放置位置不当	1. 检查管路，排除阻塞原因 2. 确认阻塞阈值是否合理，如有需要，重新设置阻塞阈值
注射器脱落	注射器安装不正确	重新安装注射器
爪夹异常	爪夹位置异常，受外力牵拉	1. 检查推拉盒爪夹是否被外物阻挡 2. 试手动拉开或收缩爪夹 3. 如未解除，报修
延长管脱落	延长管未安置稳妥	检查并重新连接延长管
电池耗尽，电池异常	未接通外部电源，备用电源即将耗尽	将泵接入外部电源／及时更换输液泵
系统故障	部件故障	暂停使用泵，报修

2. 使用仪器前，需检查设备、连接线及附件，以确保能够正常安全运行。

3. 开机时注意检查仪器的报警系统是否进行自检，是否出现与自检相关的报警，如果仪器不能正常自检，报修。

4. 连接患者前需要确保输液管路已经排气且已安装到位。

5. 注射器安装后必须仔细检查注射器和延长管的连接，确保连接可靠且无漏液。

6. 推拉和运行期间，请勿长时间接触注射器卡槽附近，以防被夹住。

7. 触摸屏遭受雨淋或溅水后必须擦干后再使用。

8. 在距离患者心脏高度上下（51±5）cm 范围内使用仪器，和患者心脏的高度差越小，输液管路中的压力检测越准确。

9. 注射器延长管需要置于延长管固定挂钩中，防止外力拉脱注射器。

10. 输液过程中不能打开泵门。

11. 为防止液体由于重力作用而流动，在取出注射器前需要确认输液管同患者端的液路已断开。

12. 清洁或消毒设备及附件前，必须关机并拔掉电源线，使用仪器后将纱布蘸取适量的水或 75% 乙醇并挤干，擦拭仪器显示屏、附件的表面，注意避开接口和金属部件。

九、测试题

1. 以下不属于使用注射泵之前常规检查的是
   A. 电量是否充足
   B. 功能是否正常
   C. 按键是否损坏
   D. 用试电笔测试墙壁电源电量

2. 应用注射泵的主要目的不包括
   A. 准确控制输液速度
   B. 使药物速度均匀、用量准确
   C. 便于精确调节用量
   D. 增加患者经济负担

3. 关于注射泵的使用注意事项，以下说法不正确的是
   A. 正确设定输液速度
   B. 不需要经常查看注射泵的工作状态
   C. 报警时及时排除故障
   D. 连接患者前需要确保输液管路是否排气

4. 注射泵应在距离患者心脏高度上下范围内使用仪器，和患者心脏的高度差越小，输液管路中的压力检测越准确，该最佳高度差为
   A.（31±5）cm
   B.（41±5）cm
   C.（51±5）cm
   D.（61±5）cm

5. 下列关于注射泵消毒清洁时表述不正确的是
   A. 清洁或消毒设备或附件前，必须关机并拔掉电源线
   B. 使用仪器后将纱布蘸取 75% 乙醇并挤干擦拭仪器显示屏、附件的表面
   C. 使用仪器后将纱布蘸取适量的水擦拭接口和金属部件
   D. 擦拭触摸屏表面时必须擦干后再使用

6. 下列关于注射泵报警系统的说法不正确的是
   A. 管道受压、阻塞会触发报警
   B. 滑座与注射器分离会触发报警
   C. 药物余量不足会触发报警
   D. 报警后可直接关机

7. 注射泵的适用范围中不包括
   A. 糖尿病昏迷
   B. 休克
   C. 肿瘤化疗
   D. 肠内营养

8. 注射泵使用中不正确的是
   A. 药物外渗时，更换注射泵
   B. 静脉炎和静脉硬化时，重新注射，硫酸镁湿敷
   C. 针头堵塞时，解压注射或更换注射
   D. 注射泵速率调节错误时重新调整，观察不良反应

【参考答案】

　1. D　2. D　3. B　4. C　5. C　6. D　7. D　8. A

（王　宁　李丹丹）

第9章 输液泵的使用

一、仪器结构

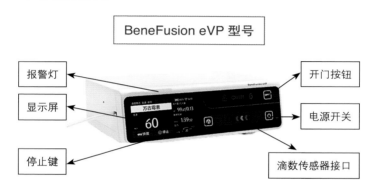

BeneFusion eVP 型号

报警灯

显示屏

停止键

开门按钮

电源开关

滴数传感器接口

二、原理

通过泵头的压缩作用将药液推送到输液管路中，然后通过管路输送到患者体内。电子控制系统可以根据医生的要求设定输液速度和流量，以确保药液在正确的时间和速度下输送。同时，输液泵还可以监测输液过程中的压力、流量等参数，以及发生异常时及时报警，保证输液的安全性和准确性。

三、适应证

1. 需要静脉用药治疗的患者，尤其适用于需严格控制输液量和速度的患者。

2. 存在吞咽困难或明显的吸收障碍（如呕吐、严重腹泻、胃肠道病变、手术后不能进食）的患者。
3. 重症肺炎、肺水肿、心力衰竭、中重度营养不良、肾炎、肾病综合征、癌症、心血管疾病以及小儿静脉输液、静脉麻醉患者等均适用。

四、禁忌证

无绝对禁忌证。

五、优势

1. 精确控制液体速度　输注液体时可以设置恒定流速，从而实现更精确的治疗效果。
2. 避免人为影响　在输液过程中，患者体位变化可影响输液速度，使用输液泵可以在很大程度上避免人为影响。
3. 降低临床工作强度　有些药物需要长期且按恒定速度滴注，使用输液泵可以降低临床工作强度。

六、操作流程图

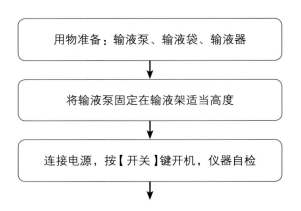

用物准备：输液泵、输液袋、输液器

↓

将输液泵固定在输液架适当高度

↓

连接电源，按【开关】键开机，仪器自检

↓

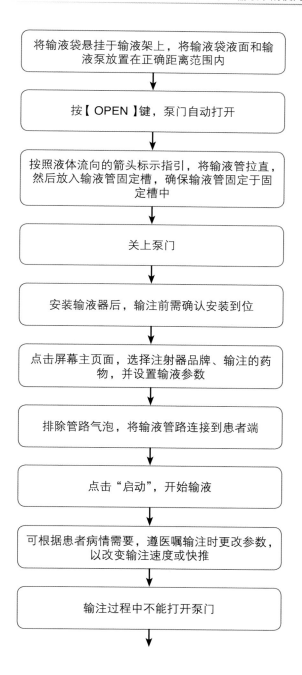

将输液袋悬挂于输液架上，将输液袋液面和输液泵放置在正确距离范围内

↓

按【OPEN】键，泵门自动打开

↓

按照液体流向的箭头标示指引，将输液管拉直，然后放入输液管固定槽，确保输液管固定于固定槽中

↓

关上泵门

↓

安装输液器后，输注前需确认安装到位

↓

点击屏幕主页面，选择注射器品牌、输注的药物，并设置输液参数

↓

排除管路气泡，将输液管路连接到患者端

↓

点击"启动"，开始输液

↓

可根据患者病情需要，遵医嘱输注时更改参数，以改变输注速度或快推

↓

输注过程中不能打开泵门

↓

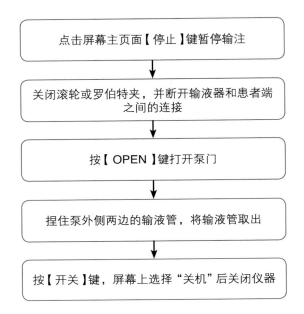

点击屏幕主页面【停止】键暂停输注

关闭滚轮或罗伯特夹，并断开输液器和患者端之间的连接

按【OPEN】键打开泵门

捏住泵外侧两边的输液管，将输液管取出

按【开关】键，屏幕上选择"关机"后关闭仪器

七、操作步骤

（一）操作前准备

1. 环境准备　选择温度适宜、光线良好的清洁环境操作。
2. 人员准备　麻醉科医护人员。
3. 用物准备　输液泵、输液器、输液袋。
　　（1）将输液泵固定在输液架指定高度。
　　（2）连接电源，按电源【开关】键开机，仪器自检。

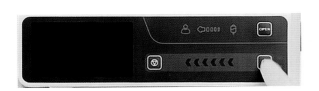

（3）将输液袋悬挂于输液架上，调节输液袋液面和输液泵之间的距离，使之在（51±5）cm 范围内，在此距离范围外输液，将会影响到泵的输液精度。

（4）关闭输液器上的滚轮或罗伯特夹。

（5）按【OPEN】键，输液泵泵门自动打开。

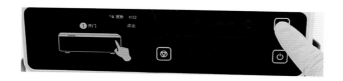

（6）将输液管拉直，然后放入输液管固定槽，确保输液管固定于固定槽中。

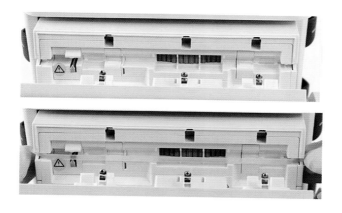

（7）关闭输液泵泵门。

（二）操作中

1. 输液器安装成功后，设备自动进入设置页面，选择将要输注的药物、输液模式，设置输液参数。

2. 确认输液管路没有连接患者端，打开滚轮或罗伯特夹，用手指从屏幕顶部向下滑动，然后选择"排气"，进行排气。

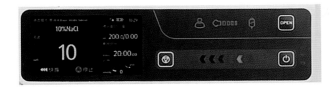

3. 连接输液管路和患者端，核对医嘱，确认输液参数设置和医嘱一致，确认选择的输液器品牌型号与当前使用的输液器品牌型号一致，点击"启动"开始输液。

4. 当治疗需要时，遵医嘱可以使用快推功能将一定量的药液加速输送到患者端。快推时，应确保输液泵与患者正常连接。

5. 输液运行期间，可在不中断输液的情况下，更改流速、剂量和药物名称，也可按【停止】键暂停输液或进入待机模式。

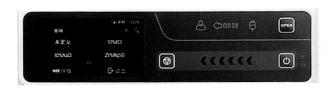

(三)操作结束

1. 按屏幕主页面【停止】键暂停输注。

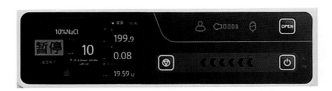

2. 关闭滚轮或罗伯特夹，并断开输液器和患者端之间的连接。

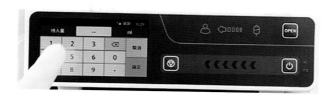

3. 按【OPEN】键，打开输液泵泵门，捏住泵外侧两边的输液管，将输液管取出。

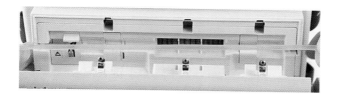

4. 将输液管、输液袋弃于医疗垃圾桶内。
5. 按电源【开关】键，然后在弹出的对话框中选择"关机"关闭仪器，断开电源，仪器备用。

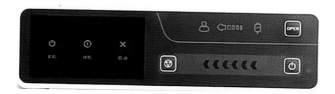

八、注意事项

1. 当仪器报警时会发出连续的"滴滴"提示音，先点击"静音"解除报警，然后根据以下出现的问题进行解决：

报警信息	原因分析	处理方法
管路气泡	输液管路内存在未排尽的气泡	1.断开患者端连接，排除管路气泡 2.确认单个气泡阈值是否合理，如需要，重新设置（单个气泡阈值）
累积气泡	输液管路内累积的未排尽的气泡	1.断开患者端连接，排除管路气泡 2.确认累积气泡阈值是否合理，如需要，重新设置（累积气泡阈值）
空瓶	液体输液完毕报警	1.点击"复位"消除报警 2.确认是否换药或继续输注
滴速异常	输液管路未正常放置	1.检查滴数传感器连接处 2.更换滴数传感器 3.如果故障未解除，报修
上阻塞	输液上管路放置位置不当	1.检查管路受挤压情况 2.检查管路各接口是否阻塞
下阻塞	输液下管路放置位置不当	1.检查管路有无受挤压 2.检查管路各接口是否阻塞 3.确认阻塞阈值，如需要，重新设置（下阻塞阈值）
输液管脱落	输液管路滑出	关闭滚轮或罗伯特夹阻断输液，重新安装输液器
未安装输液器/管路异常	输液管路未放置	重新安装输液器
电池电量低/电池耗尽	未接通外部电源，备用电源即将耗尽	将输液泵接入外部电源
输液完成	输液完毕	1.点击"复位"消除报警 2.确认是否更换或持续输注
接近完成	输液完毕	确认是结束输液或备药

2. 使用仪器前，需检查设备、连接线及附件，以确保能够正常、安全运行。

3. 开机时请注意检查仪器的报警系统是否进行自检，是否出现与自检相关的报警，如果仪器不能正常自检，报修。

4. 确保气泡检测的准确性，安装输液管前应先检查并清除残留在输液管固定槽内的药液。

5. 将仪器放置在与患者心脏水平的位置上，仪器和患者心脏的高度差越小，输液管路中的压力检测越准确。

6. 安装输液器后，应确认输液器已经卡入输液管安放槽，不能卡到管槽外侧。

7. 连接患者端前需要确保输液管路已经完成排气，安装到位。

8. 为防止液体由于重力作用而流动，在取出输液器前需要确认滚轮或罗伯特夹已关闭。

9. 使用输液泵时，滴数传感器应安装在滴口与茂菲氏滴管内液面之间。

10. 输液过程中不能打开输液泵泵门。

11. 清洁或消毒设备或附件前，必须关机并拔掉电源线，使用仪器后将纱布蘸取适量的清水或75%乙醇纱布并挤干擦拭仪器显示屏、附件的表面，注意避开接口和金属部件。

九、测试题

1. 下列哪项不是应用输液泵的目的

   A. 防止液体外渗

   B. 使药物速度均匀

   C. 用量准确并安全进入患者体内发生作用

   D. 准确控制输液速度

2. 在应用升压药物、抗心律失常药物、婴幼儿静脉输液或静脉麻醉时输液泵需要严格控制

   A. 输液量

   B. 药量

   C. 输液量和药量

   D. 种类

3. 关于输液泵使用，下列说法不正确的是
    A. 按照医嘱设定输液速度和输液量
    B. 输液时患者肢体不可剧烈活动
    C. 注意观察患者穿刺部位皮肤情况
    D. 仪器报警时患者可自行关闭输液泵

4. 输液泵精度不准确的原因可能是
    A. 耗材未校准或选择品牌不匹配
    B. 输液器使用时间过长未更换或未移动位置
    C. 输液器或注射器不符合标准
    D. 输液器移动位置

5. 输液泵适用于以下哪类患者
    A. 需快速大量补液患者
    B. 需准确记录出入量患者
    C. 应用需限定时速的特殊药物者
    D. 需大量输血患者

6. 应用输液泵时，改变输液速度的正确做法是
    A. 先按【停止】键，取下输液泵管，设定泵速后再连接泵管
    B. 先按【停止】键，重新设置后再按"启动"
    C. 直接调节泵速即可
    D. 直接关闭电源，再重新打开仪器，调节好泵速再按"启动"

【参考答案】

　　1. A　2. C　3. D　4. A　5. C　6. B

（李　岩　李丹丹）

第 10 章　心排量 / 静脉血氧饱和度监护仪的使用（一）

一、仪器构造

EV1000 型号（立式）

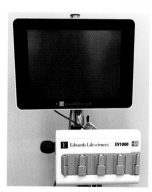

EV1000 监护仪页面

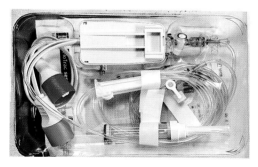

FloTrac 传感器耗材

二、原理

术中心排出量（cardiac output，CO）监测是评价围术期心功能和血流动力学状态的重要指标。FloTrac/Vigileo 监测原理是以 CO=PR×SV 公式为基础，通过动脉波形分析心排出量（arterial pressure-based cardiac output，APCO)，APCO=PR×（σAP×χ）。其中，PR（pulse rate）为 FloTrac 传感器经患者外周动脉采集的脉率，SV（stroke volume）是 σAP 与 χ 的乘积，σAP 代表动脉压力标准差，是评估脉搏压的指标；χ 是通过对动脉波形分析得出的函数，与患者的年龄、性别、体表面积及血管顺应性等相关，是评估患者个体不同情况下血管张力的指标。监测过程中，SV 值每 20 s 自动更新一次，因此 FloTrac 监测所得的数值具有动态和及时的特点。

该监测方法通过 FloTrac 传感器采集患者外周动脉压力波形，结合患者年龄、性别、身高、体重、体表面积所得到的 SV 值进行运算分析，从而得到心排出量（CO）/心排指数（cardiac index，CI）、每搏量（SV）/每搏量指数（stroke volume index，SVI）、外周血管阻力（systemic vascular resistance，SVR）/外周血管阻力指数（systemic vascular resistance index，SVRI）、每搏量变异度（stroke volume variation，SVV）等血流动力学指标。与以往监测方法比较，具有创伤小、指标全面、动态性好、敏感性强等特点，目前已逐渐应用于临床实践。

三、临床应用

1. 术中监测患者连续心输出量（continuous cardiac output，

CCO）、连续心排指数（continuous cardiac index，CCI）、每搏输出量（stroke volume，SV）、每搏量变异度（stroke volume variation，SVV）等数值。

2. 指导患者液体治疗。对患者进行目标导向治疗管理静脉输血输液、给予血管活性药物，改善术中液体管理及预后，减少术后并发症。

四、适应证

1. 高风险外科手术的全麻患者。
2. 严重感染和感染性休克患者。
3. ASA Ⅲ级及以上、有心肌缺血、充血性心力衰竭和脑血管疾病病史患者。
4. 进行大量液体转移或出血风险大的手术（如肝切除、股骨头置换及脑动脉瘤切除术等）。
5. 上腹部大手术（包括胃切除术、肠切除术、肝癌切除术、食管切除术以及胰、十二指肠切除术等）。
6. 急性等容量性血液稀释患者。
7. 心脏停搏和心脏停搏复苏后患者。

五、禁忌证

1. 不适用于自主呼吸患者。
2. 血管活性药物引起短暂的血流动力学改变可影响 FloTrac/Vigileo 系统的精确性。
3. 合并主动脉关闭不全患者中偏倚高于合并主动脉狭窄和无瓣膜病变的患者。

六、操作流程图

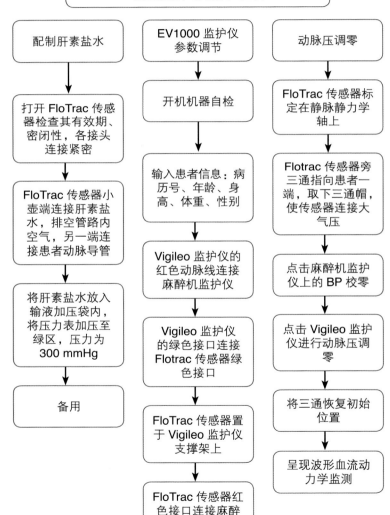

七、操作步骤

（一）操作前准备

1. 环境准备　选择温度适宜、光线良好的清洁环境操作。
2. 人员准备　麻醉科医护人员。
3. 用物准备
   （1）FloTrac 传感器包装完好，在有效期之内。
   （2）EV1000 监护仪处于备用状态。
   （3）肝素钠注射液、250 ml 0.9% 氯化钠注射液。
   （4）输液加压袋。

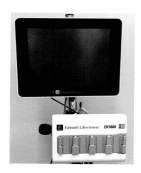 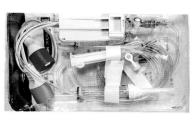

   （5）肝素盐水的配制；肝素钠注射液（12500 U，2 ml）
        ＋0.9% 氯化钠注射液 8 ml=1250 U/ml 肝素钠注射
        液；取 1 ml 加入到 0.9% 氯化钠注射液 250 ml 中。

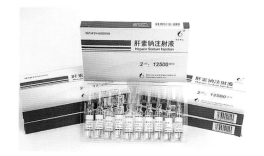 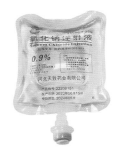

（二）操作中

1. FloTrac 传感器安装

（1）打开 FloTrac 传感器的包装并检查内容物，确保所有接头连接紧密。

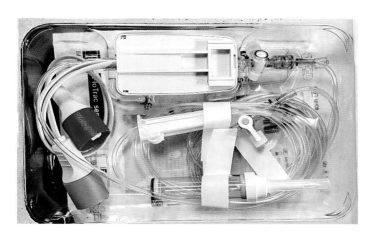

（2）FloTrac 传感器小壶端连接肝素盐水，将肝素盐水挂在输液架上，一手牵拉冲刷装置，使液体充满管路，排空气体至液体到达管路末端。

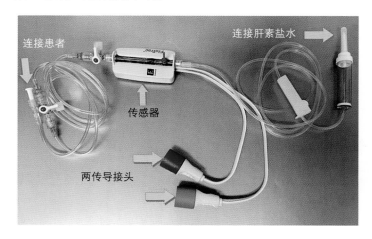

（3）将肝素盐水袋置入输液加压袋，将压力表加压至绿区（300 mmHg）。

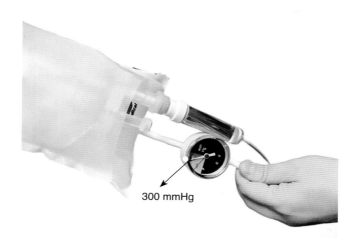

300 mmHg

（4）连接好的装置挂起备用，待与患者的动脉留置导管连接。

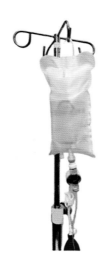

2. EV1000监护仪参数调节与连接

（1）EV1000监护仪开机，自动弹出建立现患者页面。逐项输入患者信息：ID号、身高、年龄、体重、性别，仪器自动计算患者体表面积（BSA）。点击该页面右下角的主页标志回到主页面。

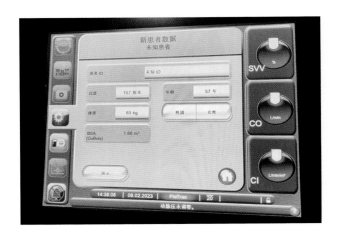

（2）EV1000监护仪的红色动脉线连接监护仪LBP接口。

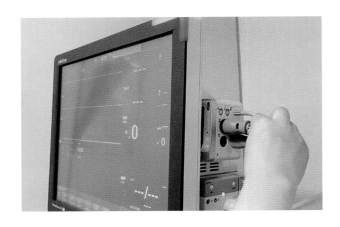

（3）EV1000 监护仪的绿色接口连接 FloTrac 传感器绿色接口。

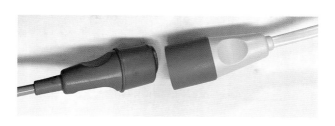

（4）FloTrac 传感器红色接口连接麻醉机监护仪动脉线。

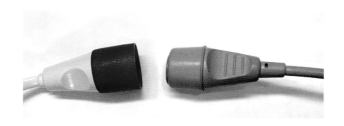

3. 动脉压调零

（1）FloTrac 传感器可置于 EV1000 监护仪的支撑架上，使其与患者腋中线平齐。

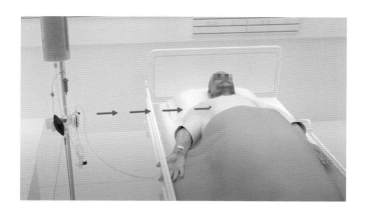

（2）FloTrac 传感器旁三通指向患者一端，取下三通帽，使传感器通空气。

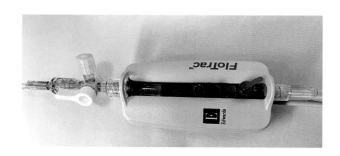

（3）点击麻醉机监护仪上的"IBP 校零"。

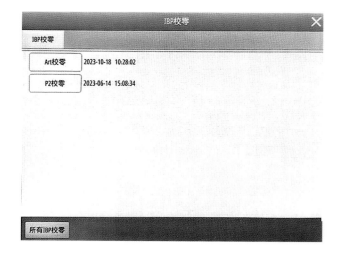

（4）点击 EV1000 监护仪屏幕左边的 BP 校零调零标志，点击"调零"。点击页面右下角的主页标志，回到监护页面。

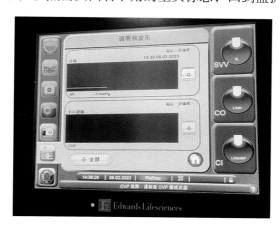

（5）将三通恢复初始设置。

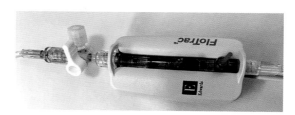

（三）操作结束

开始血流动力学监护。

10/10	11:53a	11:54a	11:55a	11:56a	11:57a	11:58a	11:59a	
CO	5.2	5.0	4.8	4.5	4.1	3.8	3.9	3.7
ScvO₂	73	74	72	73	71	73	74	72
SV	87	85	83	84	87	85	88	89
SVR	1242	1248	1248	1248	1246	1246	1247	1247
SVV	5	8	9	8	7	8	5	5

八、注意事项

1. EV1000 监护仪参数正常值

标签	参数	正常范围 / 单位
CO	心排出量	$4.8 \sim 8$ L/min
$ScvO_2$	中心静脉血氧饱和度	$60\% \sim 80\%$
SvO_2	混合静脉血氧饱和度	$60\% \sim 80\%$
CI	心指数	$2.5 \sim 4.0$ L/min/m^2
SV	每搏量	$60 \sim 100$ ml/beat
SVI	每搏指数	$33 \sim 47$ ml/beat/m^2
SVV	每搏量变异度	$< 13\%$
SVR	外周血管阻力	$800 \sim 1200$ dyn·s/cm^5
SVRI	外周血管阻力指数	$1970 \sim 2390$ dyn·s/cm^5

2. SVV 不是一种实际的前负荷指标，而是相对的前负荷反应性指标。机械控制通气时的正常 SVV 值小于 13%，表示患者不大可能通过输液增加前负荷。

3. 该系统还没有经过人工心脏和心室辅助仪器（VAD）的验证。主动脉内球囊反搏（IABP）会导致 CO 监测值不准确。

4. 重症和持续性心律不齐可能影响其准确性。重症和持续性外周血管收缩或动脉痉挛，如在休克状态下会影响动脉波形，导致不正确的低 CO 值。在此情况下，建议采用中心动脉管路（如股动脉管路）。

5. FloTrac 传感器目前还没有经过儿科验证或适应证使用。

九、测试题

1. 患者出现低血压后，当仪器显示以下哪种情况时表示患者
   需要扩容治疗
   A. SVV＞13%
   B. SVV＜13%
   C. CO＜4 L/min
   D. SV= 80 ml/beat

2. 心排血量 / 静脉血氧饱和度监护仪不能监测
   A. 每搏指数
   B. 每搏量变异
   C. 麻醉深度
   D. 心排血量

3. 调零时，FloTrac 传感器旁三通指向
   A. 患者端
   B. 液体端
   C. 空气端
   D. 任意方向

4. 出现以下哪种情况不会影响心排血量 / 静脉血氧饱和度监
   护仪的准确性
   A. 单次给予血管活性药物
   B. 低体温
   C. 腹腔压力改变
   D. 自主呼吸

5. 下列说法正确的是

    A. 腹腔镜手术不会引起血流动力学改变

    B. Vigileo 监护仪上的数据可指导患者进行液体治疗

    C. 合并主动脉关闭不全患者可使用 Vigileo 监护仪

    D. Vigileo 监护仪可用于所有类型的临床患者

【参考答案】

    1. A 2. C 3. A 4. B 5. B

（曲音音　李正迁）

第 11 章 心排量 / 静脉血氧饱和度监护仪的使用（二）

一、仪器构造

Vigileo 型号（台式）

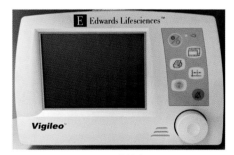

Vigileo 监护仪：
通过患者的一般资料，如身高、体重、年龄、性别等，通过连续分析外周动脉的波形特征衡量患者血管顺应性指标，测定血流动力学参数

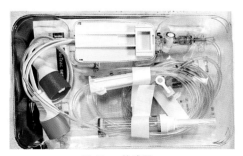

FloTrac 传感器：
微创的血流动力学监测装置，与 Vigileo 监护仪联合采集患者血流动力学参数

二、原理

术中心排出量（cardiac output，CO）监测是评价围术期心功能和血流动力学状态的重要指标。FloTrac/Vigileo 监测原理是以 CO=PR × SV 公式为基础，通过动脉波形分析心排出量（arterial pressure-based cardiac output，APCO），APCO=PR × （σAP × χ）。其中，PR（pulse rate）为 FloTrac 传感器经患者外周动脉采集的脉率，SV（stroke volume）是 σAP 与 χ 的乘积，σAP 代表动脉压力标准差，是评估脉搏压的指标；χ 是通过对动脉波形分析得出的函数，与患者的年龄、性别、体表面积及血管顺应性等相关，是评估患者个体不同情况下血管张力的指标。监测过程中，SV 值每 20 s 自动更新一次，因此 FloTrac 监测所得的数值具有动态和及时的特点。

该监测方法通过 FloTrac 传感器采集患者外周动脉压力波形，结合患者年龄、性别、身高、体重、体表面积所得到的 SV 值进行运算分析，从而得到心排出量（CO）/ 心排指数（cardiac index，CI）、每搏量（SV）/ 每搏量指数（stroke volume index，SVI）、外周血管阻力（systemic vascular resistance，SVR）/ 外周血管阻力指数（systemic vascular resistance index，SVRI）、每搏量变异度（stroke volume variation，SVV）等血流动力学指标。与以往监测方法比较，具有创伤小、指标全面、动态性好、敏感性强等特点，目前已逐渐应用于临床实践。

三、临床应用

1. 术中监测患者连续心输出量（continuous cardiac output，

CCO）、连续心排指数（continuous cardiac index，CCI）、每搏输出量（stroke volume，SV）、每搏量变异度（stroke volume variation，SVV）等数值。

2. 指导患者液体治疗。对患者进行目标导向治疗管理静脉输血输液、给予血管活性药物，改善术中液体管理及预后，减少术后并发症。

四、适应证

1. 高危外科手术的全麻患者。
2. 严重感染和感染性休克患者。
3. ASA Ⅲ级及以上、有心肌缺血、充血性心力衰竭和脑血管疾病病史患者。
4. 进行大量液体转移或出血风险大的手术（如肝切除、股骨头置换及脑动脉瘤切除术等）。
5. 上腹部大手术（包括胃切除术、肠切除术、肝癌切除术、食管切除术以及胰、十二指肠切除术等）。
6. 急性等容量性血液稀释患者。
7. 心脏停搏和心脏停搏复苏后患者。

五、禁忌证

1. 不适用于自主呼吸患者。
2. 血管活性药物引起短暂的血流动力学改变可影响 FloTrac/Vigileo 系统的精确性。
3. 合并主动脉关闭不全患者中的偏倚高于合并主动脉狭窄和无瓣膜病变的患者。

六、操作流程图

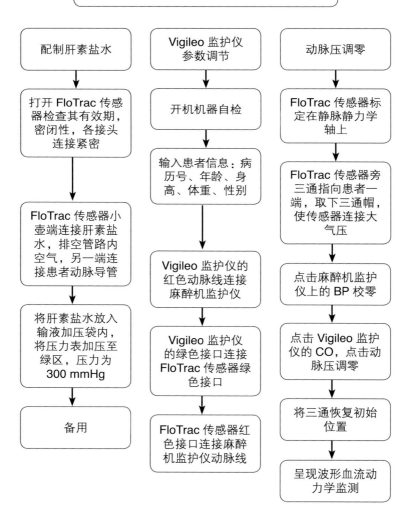

用物准备：① FloTrac 传感器；② Vigileo 监护仪；③肝素钠注射液；④ 250 ml 0.9% 氯化钠注射液；⑤输液加压袋

配制肝素盐水

打开 FloTrac 传感器检查其有效期，密闭性，各接头连接紧密

FloTrac 传感器小壶端连接肝素盐水，排空管路内空气，另一端连接患者动脉导管

将肝素盐水放入输液加压袋内，将压力表加压至绿区，压力为 300 mmHg

备用

Vigileo 监护仪参数调节

开机机器自检

输入患者信息：病历号、年龄、身高、体重、性别

Vigileo 监护仪的红色动脉线连接麻醉机监护仪

Vigileo 监护仪的绿色接口连接 FloTrac 传感器绿色接口

FloTrac 传感器红色接口连接麻醉机监护仪动脉线

动脉压调零

FloTrac 传感器标定在静脉静力学轴上

FloTrac 传感器旁三通指向患者一端，取下三通帽，使传感器连接大气压

点击麻醉机监护仪上的 BP 校零

点击 Vigileo 监护仪的 CO，点击动脉压调零

将三通恢复初始位置

呈现波形血流动力学监测

七、操作步骤

(一)操作前准备

1. 环境准备　选择温度适宜、光线良好的清洁环境操作。
2. 人员准备　麻醉科医护人员。
3. 用物准备
   (1) FloTrac传感器包装完好，在有效期之内。
   (2) Vigileo监护仪处于备用状态。
   (3) 肝素钠注射液、250 ml 0.9%氯化钠注射液。
   (4) 输液加压袋。

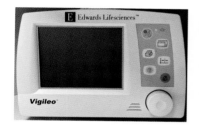 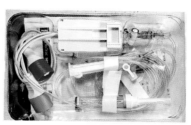

   (5) 肝素盐水的配制：1支肝素钠注射液（12500 U，2 ml）＋0.9%氯化钠注射液8 ml=1250 U/ml肝素钠注射液；取1 ml加入到0.9%氯化钠注射液250 ml中。

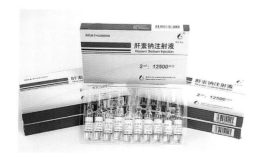 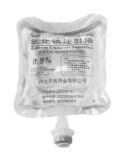

（二）操作中

1. FloTrac 传感器安装

（1）打开 FloTrac 传感器的包装并检查内容物，确保所有接头连接紧密。

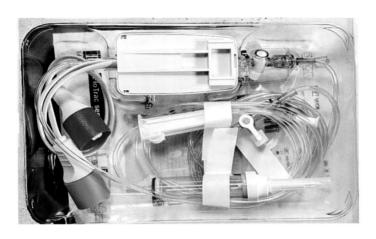

（2）FloTrac 传感器小壶端连接肝素盐水，排空管路内空气。将输液管路与肝素盐水牢固连接，保持输液滴壶在上。将肝素盐水挂在输液架上，一手牵拉冲刷装置，使液体充满管路，排空气体至液体到达管路末端。

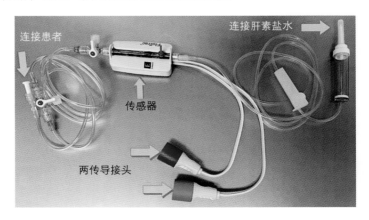

（3）将肝素盐水袋置入输液加压袋，将压力表加压至绿区（300 mmHg）。

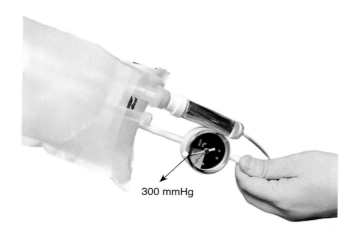

300 mmHg

（4）连接好的装置挂起备用，待与患者的动脉留置导管连接。

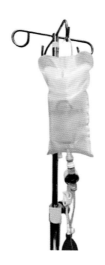

2. Vigileo 监护仪参数调节与连接
　　（1）Vigileo 监护仪开机，仪器进行开机自检。

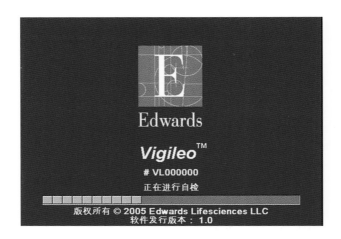

　　（2）逐项输入患者信息：性别、年龄、身高、体重，仪器自动计算出患者体表面积（BSA）。点击"继续"。

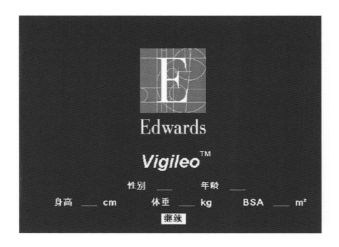

（3）Vigileo 监护仪的红色动脉线连接监护仪 IBP 接口。

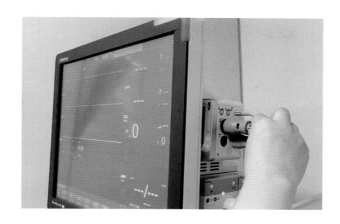

（4）Vigileo 监护仪的绿色接口连接 FloTrac 传感器绿色接口。

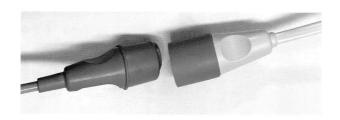

（5）FloTrac 传感器红色接口连接麻醉机监护仪动脉线。

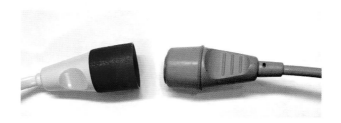

3．动脉压调零

（1）FloTrac 传感器与患者腋中线平齐。

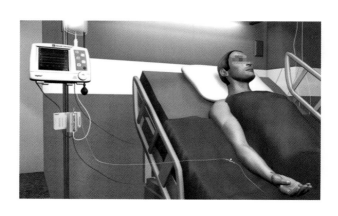

（2）FloTrac 传感器旁的三通指向患者一端，取下三通帽，使传感器连接大气。

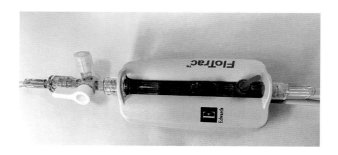

（3）点击麻醉机监护仪上的"IBP 校零"。

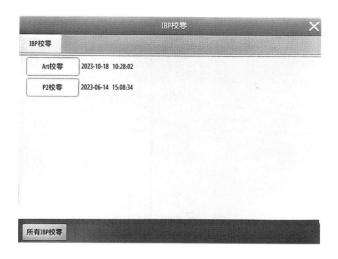

（4）对 FloTrac 监测仪校零。

①旋转巡航钮到"CO"栏，按巡航钮选择开启 CO 菜单。

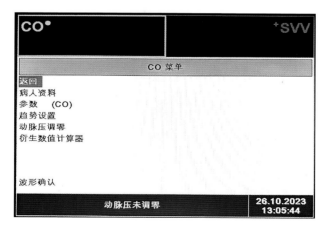

②在 CO 菜单，旋转巡航钮到"动脉压调零"栏，按巡航钮确认，点击"调零"。

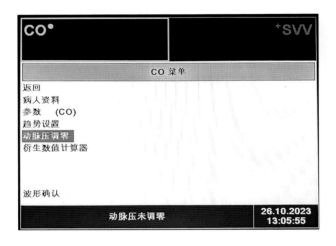

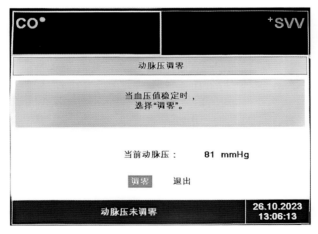

③点击"退出",回到监护页面。

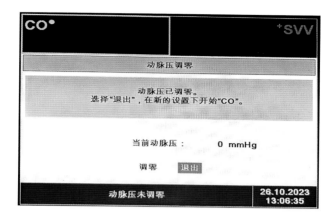

（5）将三通恢复初始状态。

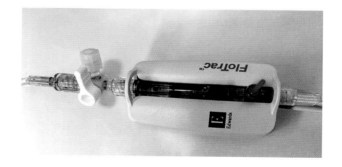

（三）操作结束

　　开始血流动力学监护。

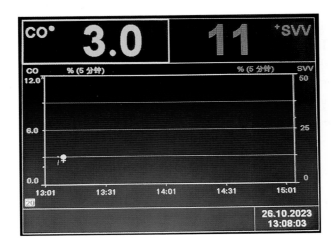

八、注意事项

1. Vigileo 监护仪参数正常值

标签	参数	正常范围 / 单位
CO	心排出量	$4.8 \sim 8$ L/min
ScvO$_2$	中心静脉血氧饱和度	$60\% \sim 80\%$
SvO$_2$	混合静脉血氧饱和度	$60\% \sim 80\%$
CI	心指数	$2.5 \sim 4.0$ L/min/m^2
SV	每搏量	$60 \sim 100$ ml/beat
SVI	每搏指数	$33 \sim 47$ ml/beat/m^2
SVV	每搏量变异度	$< 13\%$
SVR	全身血管阻力	$800 \sim 1200$ dyn·s/cm^5
SVRI	全身血管阻力指数	$1970 \sim 2390$ dyn·s/cm^5

2. SVV 不是一种实际的前负荷指标，而是相对的前负荷反应性指标。机械控制通气时的正常 SVV 值小于 13%，表示患者不大可能通过输液增加前负荷。

3. 该系统还没有经过人工心脏和心室辅助仪器（VAD）的验证。主动脉内球囊反搏（IABP）会导致 CO 监测值不准确。

4. 重症和持续性心律不齐可能影响其准确性。重症和持续性外周血管收缩或动脉痉挛，如在休克状态下会影响动脉波形，导致不正确的低 CO 值。在此情况下，建议采用中心动脉管路（如股动脉管路）。

5. FloTrac 传感器目前还没有经过儿科验证或适应证使用。

九、测试题

1. 下列心排量监测的指标，错误的是
   A. 每搏输出量
   B. 每搏指数
   C. 心输出量
   D. 心率

2. 当 SVV 高于以下哪一数值时，提示患者需要液体治疗
   A. 6%
   B. 8%
   C. 10%
   D. 13%

3. FloTrac 传感器应置于
   A. 患者外耳道水平
   B. 患者腋后线水平
   C. 患者右心房水平
   D. 与穿刺点平齐

4. 安装动脉压力袋所需的压力是

    A. ＜ 150 mmHg

    B. 200 ~ 250 mmHg

    C. 250 ~ 350 mmHg

    D. ＞ 550 mmHg

5. 心排血量 / 静脉血氧饱和度监护仪不适用于以下哪种患者

    A. 严重感染和感染性休克

    B. 失血性休克

    C. 单侧开胸手术

    D. 充血性心力衰竭失代偿

6. 心排血量 / 静脉血氧饱和度监护仪可用于

    A. 严重的心律失常患者

    B. 使用 IABP 的患者

    C. 主动脉关闭不全的患者

    D. 感染性休克的腹部手术患者

7. 关于心排血量 / 静脉血氧饱和度监护仪校零，不正确的是

    A. FloTrac 传感器置于患者腋中线水平

    B. 动脉调零时 FloTrac 传感器旁的三通指向患者一端，使传感器连接大气，再点击麻醉机监护仪上的"IBP 校零"

    C. 麻醉机监护仪上的 IBP 校零后，可将 FloTrac 传感器旁的三通恢复初始设置，再进行 Vigileo 监护仪上的动脉压调零

    D. 在进行 Vigileo 监护仪上的动脉压调零时需始终保持 Flotrac 传感器水平保持在静脉静力学轴

【参考答案】

    1. D 2. D 3. C 4. C 5. C 6. D 7. C

（邓　莹　李正迁）

第 12 章　血栓弹力图仪的使用

一、仪器构造

| TEG5000 型号 |

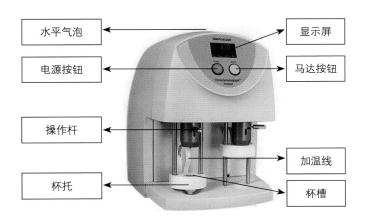

水平气泡　→　显示屏

电源按钮　→　马达按钮

操作杆　→

加温线

杯托　→　杯槽

血栓弹力图（thromboela-stogram, TEG）可以动态观察血液凝固的变化，包括凝血酶原、凝血酶和纤维蛋白的形成速度、纤维蛋白溶解的状态，以及所形成血凝块的强度等，能较全面地反映患者体内的凝血功能状态，反映促凝和抗凝因子的最终平衡状态。

二、原理

在 37 ℃条件下，承载抗凝全血标本的圆柱形测试杯以 4°45′（频率 0.1 Hz）来回摆动。接触血液的金属悬垂丝穿过杯盖（活塞）连接扭力传感器。血样呈液体状态时，杯子的摆动不影响杯盖（活塞）；一旦形成血凝块，可将杯和盖（活塞）紧密相连，测试杯受到标本血块形成和溶解过程中的扭转力作用，随之一起左右旋动，并传导至杯盖（活塞）和悬垂丝，后者在旋动过程中由于切割磁力线而产生电信号；随着血凝块逐渐形成，信号的振幅逐渐增加，直到最大。当血凝块回缩或溶解时，杯盖（活塞）与血凝块的连接解除，杯的运动不再传递给悬垂丝。这些电信号经电脑软件处理后，便形成了 TEG 曲线。

简要概括为：扭转力→电信号→ TEG 曲线。

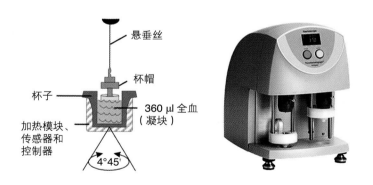

三、临床应用

1. 提供患者凝血、纤溶全貌的数据，手术、用药前全面筛查。
2. 准确诊断患者的凝血异常的类型。
3. 判断抗血小板药物疗效。
4. 判断凝血相关药物的疗效。

四、适应证

1. 术前、术后各种凝血异常的筛查。
2. 术前评估凝血情况，判断出血风险。
3. 输血前原因判断，输血后效果评估。
4. 诊断围术期凝血功能紊乱，指导输血和用药。
5. 鉴别诊断原发性纤维蛋白溶解亢进和继发性纤维蛋白溶解亢进。
6. 监测各种促凝、抗纤溶或抗凝等药物的疗效，指导药物正确使用。
7. 高凝状态诊断，评估血栓发生概率。
8. 使用各类抗血小板药物的患者疗效判断，鉴别出血、再缺血原因，术前出血风险评估。
9. 使用肝素钠的手术或治疗中，如体外循环、器官移植、血液透析、经皮冠状动脉介入治疗等，进行药物效果、凝血状况及鱼精蛋白中和效果的评估。
10. 使用低分子肝素抗栓治疗的疗效判断。
11. 各类手术尤其是冠脉搭桥术、介入手术以及骨科、妇科、器官移植、血管外科等术后血栓发生的评估。
12. 监测凝血因子不足。
13. 血小板功能检测。
14. 急性创伤、烧伤、休克患者的凝血功能评估。
15. 各种溶栓治疗监测（如尿激酶、链激酶、组织纤溶酶原激活剂等）。

五、禁忌证

无绝对禁忌证。

六、操作流程图

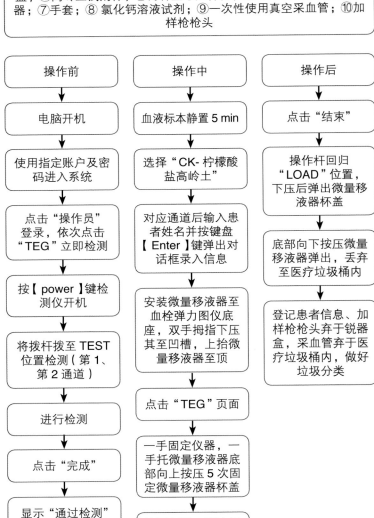

用物准备：①血栓弹力图检测仪；②试管架；③活化凝血检测试剂盒；④高岭土试剂杯；⑤两种型号加样枪；⑥两种型号的微量移液器；⑦手套；⑧氯化钙溶液试剂；⑨一次性使用真空采血管；⑩加样枪枪头

操作前

电脑开机

↓

使用指定账户及密码进入系统

↓

点击"操作员"登录，依次点击"TEG"立即检测

↓

按【power】键检测仪开机

↓

将拨杆拨至 TEST 位置检测（第1、第2通道）

↓

进行检测

↓

点击"完成"

↓

显示"通过检测"

↓

操作中

血液标本静置 5 min

↓

选择"CK-柠檬酸盐高岭土"

↓

对应通道后输入患者姓名并按键盘【Enter】键弹出对话框录入信息

↓

安装微量移液器至血栓弹力图仪底座，双手拇指下压其至凹槽，上抬微量移液器至顶

↓

点击"TEG"页面

↓

一手固定仪器，一手托微量移液器底部向上按压5次固定微量移液器杯盖

↓

拉下杯托，再次固定微量移液器至凹槽

↓

操作后

点击"结束"

↓

操作杆回归"LOAD"位置，下压后弹出微量移液器杯盖

↓

底部向下按压微量移液器弹出，丢弃至医疗垃圾桶内

↓

登记患者信息、加样枪枪头弃于锐器盒，采血管弃于医疗垃圾桶内，做好垃圾分类

TEST 杆复位后完成检测

取小号加样枪，从冰箱取出氯化钙溶液试剂，安置加样枪枪头

取出 20 µl 氯化钙溶液试剂沿微量移液器壁推入，加样枪枪头丢弃至锐器盒

取出活化凝血检测试剂盒，换大号加样枪调至 1000 µl

上下混匀血液标本试管内血液，抽取血液标本至活化凝血检测试剂盒

上下 5 次混匀试剂盒内血液（安装加样枪枪头至大号加样枪，抽取标本中勿有气泡）

大号加样枪调至 340 µl，从试剂盒抽取血液标本，注入微量移液器

微量移液器上推到顶，操作杆推至"TEST"，点击电脑上的"Start"，点击"完成"

按操作时间找到对应图形，30 min 出结果后，点击"打印"

七、操作步骤

(一)操作前准备

1. 环境准备　室内使用：
   操作温度：50～95 °F（10～35 ℃）；
   操作湿度：相对湿度：20%～80%（无浓缩）。

2. 人员准备　麻醉科医护人员。

3. 用物准备　血栓弹力图检测仪处于功能状态；试管架、活化凝血检测试剂盒、高岭土试剂杯、两种型号加样枪及枪头、两种型号的微量移液器、手套、氯化钙溶液试剂、一次性使用真空采血管，所需用物均在有效期内并处于完好备用状态。

4. 开机检测

   （1）开机点击【power】键（绿色按钮）；在开始标本检测前，使仪器检测温度达到37 ℃。

   （2）打开电脑，登录血栓弹力图，使用指定账户、密码进入后操作员点击"确定"进入。

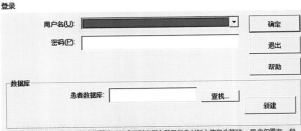

（3）调节仪器水平，使气泡在正中间位置。

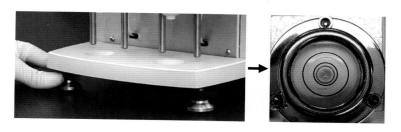

（4）基线测试：把测试杆调到"Test"，选择通道 1，点击"eTest"。

把测试杆调到"Test"，选择通道 2，点击"eTest"。

等待第 1 通道，第 2 通道都显示"OK"后，把测试杆调回，完成检测。

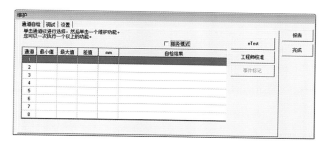

（二）操作中

1. 血液标本静置 5 min 后，点击"TEG"。
2. 选择通道后输入患者信息（住院号、名字、性别、年龄）并选择"CK- 柠檬酸盐高岭土"。

通道	患者姓名
血样类型	血样说明
1	** Select **
--无	
2	** Select **
--无	

3. 安装微量移液器至血栓弹力图仪底座，双手拇指下压其至凹槽，上抬微量移液器至顶；一手固定仪器，一手托微量移液器底部向上按压 5 次固定微量移液器杯盖；拉下杯托，再次固定微量移液器至凹槽。

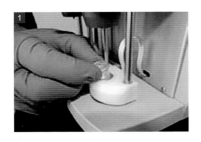
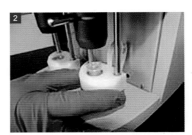

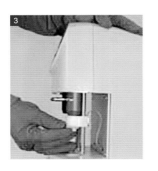
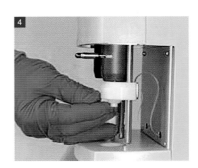

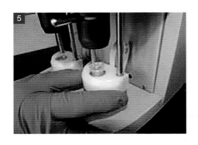
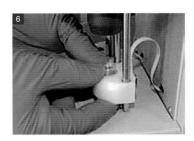

4. 取出 20 µl 氯化钙溶液试剂沿微量移液器壁推入，加样枪枪头丢弃至锐器盒。

5. 取出活化凝血检测试剂盒，换大号加样枪调至 1000 µl。

6. 上下混匀血液标本试管内血液，抽取血液标本至活化凝血检测试剂盒。

7. 上下 5 次混匀试剂盒内血液（安装加样枪枪头至大号加样枪，抽取标本中勿有气泡）。大号加样枪调至 340 µl，从试剂盒抽取血液标本，注入微量移液器。

8. 微量移液器上推到顶，操纵杆推至"TEST"，点击电脑上的"Start"，点击"完成"。

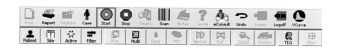

9. 按时间找到对应图形，30 min 出结果后，点击"打印"。

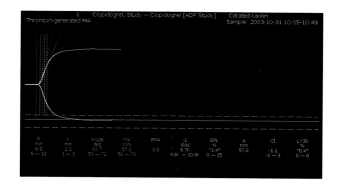

（三）操作结束

1. 点击"Stop"。

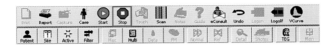

2. 操纵杆回归"LOAD"位置，下压后弹出微量移液器杯盖。
3. 底部向下按压微量移液器弹出，丢弃至医疗垃圾桶内。
4. 登记患者信息，加样枪枪头弃于锐器盒，一次性使用真空采血管丢弃至医疗垃圾桶内，按要求做好垃圾分类。

八、注意事项

1. TEG 检测仪要放置在远离振动源的稳定工作台上，仪器运行过程中保证实验台面稳定，不发生振荡及晃动，以免影响检测结果。
2. 在开始标本检测前，使仪器检测温度达到 37 ℃，出现温度异常待检修。
3. 血液标本无肝素时使用微量移液器（白杯），有肝素时使用微量移液器（蓝杯）。
4. 试剂盒内的各液体组分澄清透明、无沉淀及絮状物、无漏液，微量移液器无破损、无变形；禁用变质、超过效期的试剂。检测试剂使用前需要充分复温，复温时间不能低于 5 min，建议 10 min 以上。
5. 血小板杯检测试剂复溶时轻微振荡混匀，注意不要用力过大，避免产生气泡，试剂复溶后室温放置 15 min 左右再进行检测。
6. 上杯前注意观察微量移液器的内壁不能有水汽，上杯过程中手不要碰触杯盖及微量移液器内壁，避免污染；上杯后注意杯盖和微量移液器固定是否到位，和仪器接触是否紧密。
7. 微量移液器检测加样过程中不要漏加钙剂，应先在微量移液器中加入氯化钙，再加高岭土化的血液标本，往微量移液器中加入高岭土化的血液标本时避免出现气泡。血小板检测向微量移液器中加入血液样本抽吸时应尽量避免出现气泡。

8. 多标本操作时应操作完一个标本再进行下一个标本操作，不得分解完成。

9. TEG 使用白色微量移液器至少需检测 30 min，TEG 图形应流畅，不应有明显的拐点，微量移液器不能二次使用。

10. 按要求做好垃圾分类，利器投入锐器盒，两种型号加样枪用 75% 乙醇纱布擦拭。

九、测试题

1. 采血后检测血栓弹力图（TEG）的时间不宜超过
   A. 1 h
   B. 2 h
   C. 3 h
   D. 4 h

2. 在血栓弹力图仪开始标本检测前，应使仪器检测温度达到
   A. 36.5 ℃
   B. 36.8 ℃
   C. 37.0 ℃
   D. 37.2 ℃

3. 下列在使用血栓弹力图仪前检查中描述不正确的是
   A. 试剂盒内的各液体为澄清透明、无沉淀、无絮状物、无漏液状态
   B. 微量移液器无破损、无变形
   C. 禁用变质、超过有效期的试剂
   D. 检测试剂使用前需要充分复温，复温时间不能低于 3 min

4. 下列关于 TEG 的描述，不正确的是
   A. R 代表纤维蛋白开始形成的时间，与凝血因子有关
   B. K 为凝血块形成时间，受内源性凝血因子活性、纤维蛋白和血小板的影响
   C. α 角表示固态血栓形成的速度，其减少见于凝血因子缺乏
   D. MA 反映纤维蛋白血栓形成的绝对强度，血小板质或量的异常都对其有影响

5. TEG 可提供的信息不包括
   A. 血栓形成的速度、强度和远期稳定性
   B. 间接反映凝血因子的情况
   C. 血小板功能
   D. 肝素化效果

6. 以下血栓弹力图仪使用过程中操作不正确的是
   A. 微量移液器检测加样过程中不要漏加钙剂，应先在微量移液器中加入氯化钙，再加高岭土化的血液标本
   B. 微量移液器检测加样过程中不要漏加钙剂，应先在检测杯中加入高岭土化的血液标本，再加氯化钙
   C. 向微量移液器中加入高岭土化的血液标本时避免出现气泡
   D. 向微量移液器中加入血液样本抽吸时应避免出现气泡

7. 在血栓弹力图仪检测时不正确的是
   A. 普通杯检测至少需要 30 min
   B. TEG 图形应流畅，不应有明显的拐点
   C. 微量移液器可二次使用
   D. 检测仪测试带不可随意触碰

【参考答案】

1. D 2. C 3. D 4. C 5. D 6. B 7. C

（郑虹彩 戎玉兰）

第 13 章　血糖仪的使用

一、仪器构造

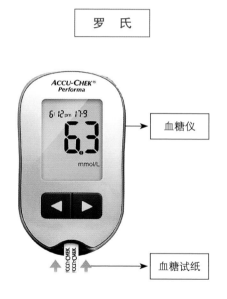

罗　氏

血糖仪

血糖试纸

二、原理

　　血糖仪（罗氏）的原理是基于葡萄糖氧化酶测定血糖浓度的方法。血液中的葡萄糖与葡萄糖氧化酶作用生成葡萄糖酸和过氧化氢。过氧化氢进一步与辅酶和介质反应产生电子，电子流经过电极产生电流信号。根据电流信号的强弱，仪器

147

能够计算出血液中的葡萄糖浓度，并显示在仪器屏幕上。通过这种方法，血糖仪可以快速、准确地测定血糖水平。

三、临床应用

围术期手术应激可引起糖尿病和非糖尿病患者血糖水平升高。同时，禁食水、肠道准备以及不恰当的降糖治疗也可能导致患者血糖降低。围术期血糖异常（包括高血糖、低血糖和血糖波动）增加手术患者的死亡率和并发症发生率，延长住院时间，影响远期预后。合理的围术期血糖管理可使手术患者获益，具有重要意义。

床旁快速血糖仪测量指血（毛细血管血）血糖用于血流动力学稳定、代谢稳定的患者。生理情况下，动脉血糖较毛细血管血糖高 0.3 mmol/L。严重低血糖时血糖仪所测得的数值可能偏高，应与中心实验室测量结果进行对照。在低血压、组织低灌注、贫血以及高血脂、高胆红素血症、高尿酸等代谢异常的情况下，指血血糖准确性下降，应使用动脉血气监测血糖。

四、适应证

禁食患者每 4～6 小时监测一次血糖。术中 1～2 小时监测一次血糖。危重症患者、大手术或静脉输注胰岛素的患者，每 30～60 分钟测一次血糖。体外循环手术中，心脏停搏、降温复温期间血糖波动大，每 15 分钟监测一次血糖。血糖 ≤ 70 mg/dl（3.9 mmol/L）时每 5～15 分钟监测一次血糖直至低血糖得到纠正。

五、操作流程图

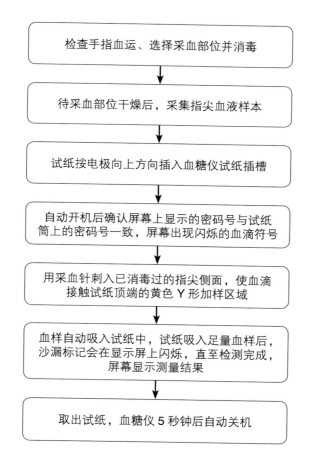

检查手指血运、选择采血部位并消毒

↓

待采血部位干燥后，采集指尖血液样本

↓

试纸按电极向上方向插入血糖仪试纸插槽

↓

自动开机后确认屏幕上显示的密码号与试纸筒上的密码号一致，屏幕出现闪烁的血滴符号

↓

用采血针刺入已消毒过的指尖侧面，使血滴接触试纸顶端的黄色 Y 形加样区域

↓

血样自动吸入试纸中，试纸吸入足量血样后，沙漏标记会在显示屏上闪烁，直至检测完成，屏幕显示测量结果

↓

取出试纸，血糖仪 5 秒钟后自动关机

六、操作步骤

（一）操作前准备

1. 环境准备　选择温度适宜、光线良好的清洁环境操作。
2. 人员准备　医护人员。
3. 用物准备　血糖仪（在第一次使用血糖仪前，正确设置血糖仪参数）、试纸、采血针、采血笔、75% 乙醇、棉签。

（二）操作中

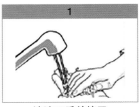

清洗双手并擦干

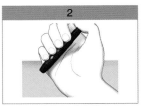

准备好采血笔

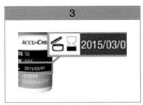

检查试纸有效期

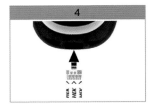

插入试纸，待血糖仪发出
"嘀"提示音

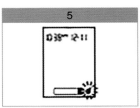

消毒穿刺部位皮肤，当血
滴符号闪烁时进行采血

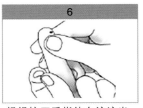

轻轻挤压手指使血液流出，
以棉签擦拭第一滴血，再次
挤压手指

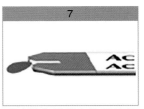

将血滴与试纸上的黄色窗
口前缘接触，试纸吸入足够
血量后，血糖仪发出"嘀"
提示音

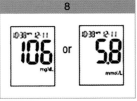

检测结果出现在显示屏上，
将试纸取出，血糖仪5秒
钟后自动关机

（三）操作结束

将使用过的采血针与试纸丢弃到锐器盒和医疗垃圾桶内。

七、血糖仪的质控检测

进行一次质控检测需要准备血糖仪、试纸以及浓度水平1和2的质控液。

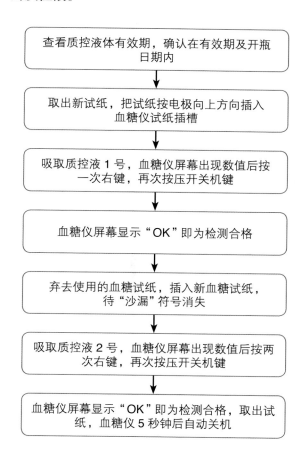

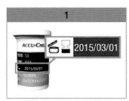

检查试纸有效期

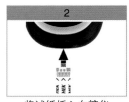

将试纸插入血糖仪

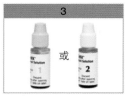

选择检测所需的质控液

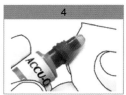

取下质控液瓶盖用纸巾擦拭瓶口，挤压瓶口至出现一滴质控液

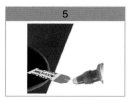

将液滴与试纸黄色窗口的前缘接触，直至看到"沙漏"符号闪烁

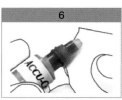

用纸巾擦拭瓶口，盖严瓶盖

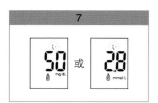

质控结果、质控液瓶符号以及闪烁的"L"出现在显示屏上，先不要取出试纸
按一下右键将质控结果标记为浓度水平1
按两下右键将质控结果标记为浓度水平2

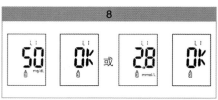

按下并松开电源键，确定血糖仪的质控水平；质控结果未超出正常范围，则在显示屏上会交替显示"OK"字样和质控结果

八、故障及排除措施

故障	原因及排除措施
血糖仪无法开机或显示屏无显示	电池电量完全耗尽。装入新电池。 显示屏损坏，报修。 血糖仪故障，报修。 极端环境温度，将血糖仪移至适合温度环境下。
▭▭▭	电池电量不足。更换电池。
涨38ᵐᵐ 12:11 set-up	血糖仪处于设置模式，等待确认设置。
HI	血糖高于系统的检测范围。
LO	血糖低于系统的检测范围。
!	血糖低于预设的低血糖警报值。
E-1	试纸可能损坏或未能正确插入。取出试纸并重新插入，或当试纸损坏时，更换试纸。
E-3	血糖极高或血糖仪或试纸出现错误。 检测结果有异常时再次进行血糖检测。如第二次检测结果仍有异常，使用质控液和一张新的试纸进行质控检测。如果质控结果在可以接受的范围内，则重新回顾正确的检测程序，并用一张新的试纸再次进行血糖检测。
E-4	试纸吸入的血液或质控液不足以完成检测或是在检测开始之后添加。丢弃试纸并重新进行血糖检测或质控检测。
E-6	在显示屏上出现闪烁的液滴符号之前，添加血液或质控液。丢弃试纸并重新进行血糖检测或质控检测。
E-7	出现电子错误，或在少数情况下，拔出了用过的试纸并又重新插回。关闭血糖仪并再次开机，或将电池取出2秒钟后再重新装入，进行血糖检测或质控检测。
E-8	环境温度高于或低于检测系统正常工作的范围。系统的工作条件参见试纸包装内的说明书。将血糖仪移至适合的温度环境，并等待 5 分钟，然后再次进行血糖检测或质控检测。不要加热或冷却血糖仪。
E-9	电池的电量几乎耗尽，应立即更换电池。如果在更换电池后，仍出现相同的错误信息，再次取出电池，按下任何一个血糖仪按键，然后重新装入电池盒。
E-10	时间和日期的设置不正确。

九、注意事项

1. 更换电池时，存储内容不会丢失，需要确认时间和日期。
2. 内存存满 500 条结果时，血糖仪会自动覆盖最早的结果。
3. 不要直接向血糖仪喷洒清洁液，不要将血糖仪浸入液体中。
4. 高强度的电磁场可能会干扰血糖仪的正常运行。不要在靠近高强度电磁辐射源的地方使用血糖仪。

十、测试题

1. 非糖尿病患者低血糖的诊断标准是空腹血糖低于
   A. 2.8 mmol/L
   B. 3.9 mmol/L
   C. 6.7 mmol/L
   D. 10.0 mmol/L

2. 血糖仪检测结果与本机构实验室生化方法检测的比对评估应至少 ＿＿＿ 时间做一次
   A. 6 个月
   B. 7 个月
   C. 8 个月
   D. 9 个月

3. 以下说法不正确的是
   A. 每台血糖仪均应当有质控记录
   B. 质控结果超出范围，则不能行血糖标本测定
   C. 不用定期检查质控记录
   D. 发现血糖仪故障时，及时查找原因做处理

4. 血糖仪检测，测试前的准备不包括

    A. 检查血糖试纸贮存是否符合要求

    B. 检查血糖试纸的有效期和条码是否符合要求

    C. 检查质控液贮存是否符合要求

    D. 检查血糖仪的生产日期

【参考答案】

    1. A　2. A　3. C　4. D

（张　静　李　刚）

第14章 自体血液回收机的使用（一）

一、仪器构造

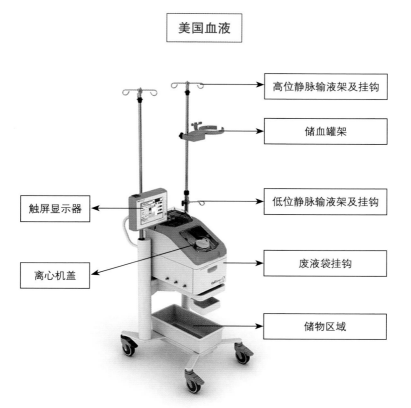

美国血液

高位静脉输液架及挂钩

储血罐架

触屏显示器

低位静脉输液架及挂钩

离心机盖

废液袋挂钩

储物区域

二、原理

自体血液回收机是通过负压吸引装置，将创伤出血或术中出血收集到储血罐，在回吸过程中将血液与适量抗凝剂混合，经多层过滤后再利用高速离心的方法将红细胞分离出来，把废液、破碎细胞及有害成分分流到废液袋中，用生理盐水对红细胞进行清洗、净化和浓缩，最后再把浓缩的红细胞保存在血液袋中，回输给患者。

三、适应证

1. 预计术中出血量大于患者血容量 15% 的无菌手术。
2. 创伤性出血，如大血管损伤、胸腔内出血、肝破裂、脾破裂、脊柱外伤等。
3. 心脏、大血管外科手术。
4. 骨科手术，如全髋关节置换术、骨折切开复位内固定术、脊柱手术(脊柱融合术、畸形矫正)等。
5. 妇产科手术，如异位妊娠破裂大出血等手术。
6. 腹部外科手术，如肝脾手术、门脉高压分流术等。
7. 神经外科手术，如动静脉畸形、动脉瘤、原发性癫痫、脑外伤手术等。
8. 其他适合血液回收利用的情况。

四、禁忌证

1. 血液流出血管外超过 6 小时。
2. 败血症。
3. 血液怀疑被细菌、粪便、羊水、有毒物质等污染。
4. 流出的血液严重溶血时。
5. 患者患镰状细胞贫血。

6. 应用外用抗菌药、外用凝血酶及纤维蛋白胶。

7. 怀疑混有癌细胞的血液（濒临生命危急状态可酌情考虑）。

五、优势

1. 缓解血源紧张问题，降低医疗成本。

2. 操作简单、易于推广、节约开支、降低患者医疗负担。

3. 提高大出血患者抢救成功率，紧急情况可挽救生命；患者术后恢复快、减少患者痛苦、提高医院床位周转率。

4. 无须检验血型和交叉配血，杜绝错误输血。

5. 减少和避免输注异体血，避免异体血输注传播艾滋病、血清性肝炎、疟疾、梅毒等传染病，减少输血反应和并发症，解决特殊血型（如 Rh 阴性）的供血问题。

6. 红细胞活力较库存血好，携氧能力好；不产生血液成分免疫反应，无免疫抑制，降低术后感染率和术后肿瘤复发率。

六、操作流程图

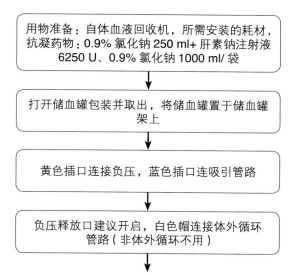

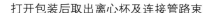

打开包装后取出离心杯及连接管路束

↓

打开离心泵盖，将离心杯锁扣扭转到解锁状态

↓

将离心杯安装在旋转台上，下压离心杯，向前摆动离心杯臂，将锁扣扭转到锁住状态。空气探测器处管路正确安装：左手按压泵压板减少张力后再锁闭（开泵压板时同样左手向下按压减少张力后再开锁）

↓

确保管路感知器管路卡紧，离心杯安装后，确保手动旋转自如，旋紧关闭歧管盖，卡紧泵夹

↓

关闭离心泵盖，检查各项管路及接口，无压折

↓

取出废液袋，检查排液口是否关闭

↓

展开废液袋后悬挂于机器右面板的挂钩上

↓

将废液管路连接至废液袋，检查连接紧密牢固，放液不低于警戒线（排液口）

↓

将红色管帽管路与储血罐下面的红色管管路接头相连接，检查管路夹为打开状态

↓

将清洗管路连接生理盐水（0.9% 氯化钠 1000 ml），若仅使用一袋生理盐水时，关闭未连接的黄色清洗管路的管路夹，采用无菌技术将清洗管路穿刺到生理盐水中

↓

将已在无菌区打开的组件去除包装，由台上传至台下，蓝色帽管路连接储血罐三个蓝色帽中的一个（推荐连接中间的蓝色帽）。将分离端的细管路上的开关关闭，连接器采用无菌技术插入抗凝剂容器中，打开滚珠夹使储血罐吸入至少 200 ml 肝素盐水后调至 1~2 滴 / 秒

↓

仪器开机自检，屏幕显示"就绪"

↓

选择离心杯尺寸（或扫描处理装置）；点击"开始程序"；等待自动充注，不要压储血罐称重臂

↓

屏幕其他操作：洗血、浓缩、强制暂停

↓

耗材拆除前先点击"结束程序"

↓

数据录入机器内，可查找或打印

↓

检查电源为关闭状态

↓

使用 75% 乙醇纱布擦拭仪器表面，备用

七、操作步骤

(一) 操作前准备

1. 环境准备

   温度 : 5 ~ 40 ℃ ;

   相对湿度 : ≤ 80% ;

   大气压力 : 70 ~ 106 kPa ;

   使用负压 : ≤ − 13 kPa。

2. 人员准备　麻醉科医护人员。

3. 用物准备

   (1) 检查自体血液回收机处于功能完好状态。

   (2) 检查电源, 准备插线板备用。

   (3) 查看各类耗材包装完好、无破损, 均在有效期之内, 方可使用。

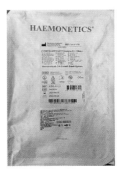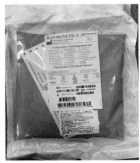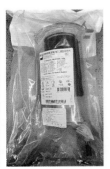

   (4) 配制肝抗凝剂 : 0.9% 氯化钠 250 ml+ 肝素钠注射液 6250 U。

   (5) 检查 0.9% 氯化钠 1000 ml/ 袋在有效期内, 根据手术大小及出血量, 备齐足够数量。

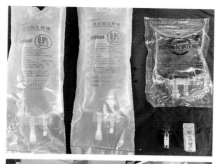

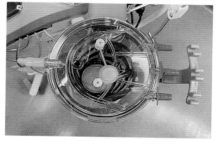

（二）术前安装

1. 打开耗材包装，检查各部件是否齐全，开关夹子功能是
否完好。

2. 打开包装，取出储血罐，黄色插口连接负压，蓝色插口三
个功能相同，蓝色插口连接吸引管路，负压释放口建议
开启（白色帽连接体外循环管路，非体外循环不用）。

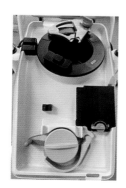
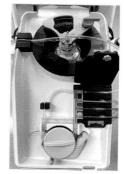

3. 打开包装取出离心杯及连接管束，打开离心杯泵盖，将离心杯锁扣扭转到解锁状态，将离心杯安装在旋转台上，将离心杯下压，向前摆动离心杯臂，将锁扣扭转到锁住状态。空气探测器处管路正确安装：左手按压泵压板减少张力后再锁闭（开泵压板时同样左手向下按压减少张力后再开锁）；确保管路感知器管路卡紧；离心杯安装后，确保手动旋转自如；旋紧关闭歧管盖，卡紧蠕动泵夹。

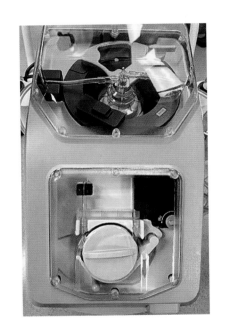

4. 管路组合器正确就位，确认管路已正确放置于感知器处，关闭离心泵盖，检查各项管路及接口，无压折。

5. 取出废液袋，关闭废液袋排放口，展开废液袋后悬挂于机器右面板的挂钩上。将废液袋管路连接至废液袋，检查连接紧密牢固，放液不低于警戒线（排液口）。

6. 将红细胞血袋挂至输液架并关闭尾端两侧管路夹。

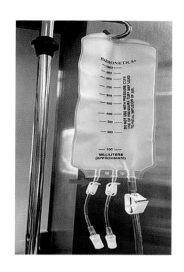

7. 将红色管帽管路与储血罐下面的红色管帽接头相连接，检查管路夹为打开状态；检查管路连接紧固，清洗管路连接生理盐水（0.9% 氯化钠 1000 ml），若仅使用一袋生理盐水时，关闭未连接的黄色清洗管路的管路夹，遵守无菌原则将清洗管路穿刺到生理盐水中。

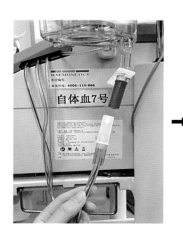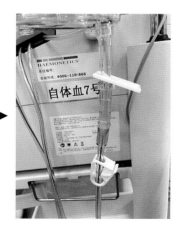

（三）术中使用操作

1. 将已在无菌区打开的组件去除包装，由台上传至台下，蓝色帽管路连接储血罐三个中的其中一个蓝色帽处（推荐连接中间的蓝色帽）。

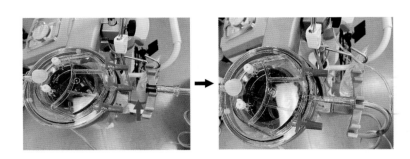

2. 将分离端的细管路上的开关关闭，连接器遵守无菌原则插入抗凝剂容器中，打开滚珠夹并使储血罐吸入至少 200 ml 肝素盐水后调至 1～2 滴／秒。

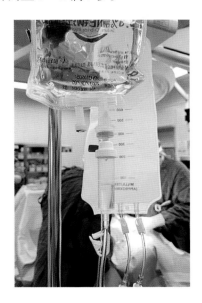

3. 屏幕介绍

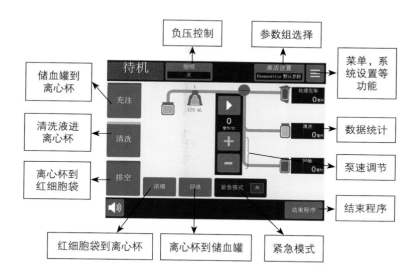

4. 开机自检，屏幕显示"就绪"后，选择离心杯尺寸（或扫描处理装置），点击"开始程序"，等待自动充注，不要按压储血罐称重臂。

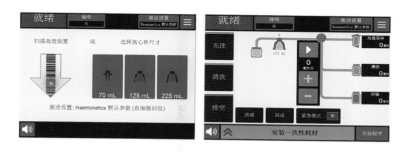

5. 根据设置自动洗血功能，进行术中洗血、浓缩、强制暂停操作：点击"充注"处理储血罐内剩余血液，点击"清洗"得到的血细胞比容较低，点击"浓缩"得到的血细胞比容较高，容量较少。

（四）术后操作

1. 耗材拆除前先点击"结束程序"，自动进入数据总结页面。

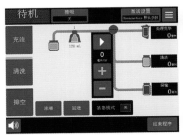
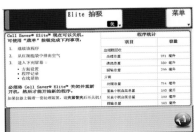

2. 检查各管路夹保持关闭状态，打开离心泵盖解锁各管路开关，轻柔拆除管路及离心杯并弃于医疗垃圾桶内。注意锐器的处理。数据录入机器内，可查找。

3. 检查电源为关闭状态。

4. 使用后，75%乙醇纱布擦拭血液回收机表面，备用。

八、注意事项

1. 使用前查看各类耗材有效期，过期则不可使用。查看包装是否完好，如有破损和潮湿均不可使用。

2. 严格检查配制肝素盐水的药物剂量、浓度，并贴好标签，以上操作应双人核对。

3. 装好储血罐，程序点击"开始"后，不要按压储血罐称重臂，以避免不正确的充注启动。注意保护支架，避免碰撞损坏，安装无差错，安装完成后需检查每个连接处是否紧密，每个管路是否无压折。

4. 将清洗管路连接到生理盐水时，台上吸引器管和肝素盐水连接时均遵守无菌原则，避免污染。

5. 使用自体血仪器时麻醉单中准确记录使用开始时间、开始输血时间，注意肝素盐水滴注速度、输血时的滴速，严密观察患者各项生命体征，发现任何异常立即通知医生。

6. 处理用物时检查各管路夹是否为关闭状态，正确处理锐器，并做好垃圾分类。

九、测试题

1. 下列关于自体血液回收机（美国血液）操作流程的说法，不正确的是
   A. 配制肝素盐水：0.9% 氯化钠 250 ml + 肝素钠注射液 6250 U
   B. 储血罐黄色插口连接负压，蓝色插口连接台上吸引管路
   C. 管路组合器正确就位，确认管路已正确放置于感知器处后关闭离心泵盖
   D. 废液袋管路连接至废液袋，检查连接紧密牢固，放液应低于警戒线

2. 打开滚珠夹后使储血罐冲入至少 200 ml 肝素盐水后调至 ___ 滴／秒
   A. 1 ~ 2
   B. 3 ~5
   C. 10
   D. 20

3. 下列操作中，说法正确的是
   A. 程序点击"开始"后，储血罐称重臂不能按压
   B. 应先拆除耗材后再先点击"结束程序"
   C. 拆除时检查各管路夹保持打开状态
   D. 使用后无须消毒擦拭回输仪表面

4. 下列自体血液回收机禁忌证中不正确的是
   A. 血液流出血管外超过 2 小时
   B. 脓毒血症患者
   C. 患者患镰状细胞贫血
   D. 应用外用抗菌药、外用凝血酶及纤维蛋白胶者

5. 术中自体血回输是指
   A. 回输全血
   B. 回输红细胞
   C. 回输血浆
   D. 回输血小板

6. 自体输血的优点不包括
   A. 可减少发热反应
   B. 节约血源
   C. 减少变态反应
   D. 避免空气栓塞反应

7. 多发伤抢救时，下列有关自体血回输，叙述不正确的是
   A. 积血部位有恶性病变者不应回输
   B. 积血有严重污染时不应回输
   C. 积血回收后放置超过 1 小时不得回输
   D. 闭合性胸腔损伤出血量较大者可自体血回输

【参考答案】

   1. D   2. A   3. A   4. A   5. B   6. D   7. C

（刘慧丽   刘凯茜）

第 15 章 自体血液回收机的使用（二）

一、仪器构造

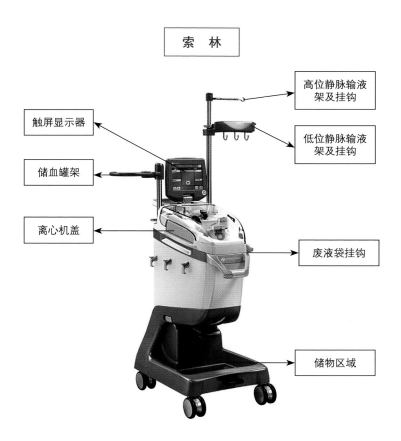

索 林

高位静脉输液架及挂钩

触屏显示器

低位静脉输液架及挂钩

储血罐架

离心机盖

废液袋挂钩

储物区域

二、原理

　　自体血液回收机通过负压吸引装置，将创伤出血或术中出血收集到储血罐，在回收过程中将血液与适量抗凝剂混合，经多层过滤后再利用高速离心的方法将红细胞分离出来，把废液、破碎细胞及有害成分分流到废液袋中，用生理盐水对红细胞进行清洗、净化和浓缩，最后再把浓缩的红细胞保存在血液袋中，回输给患者。

三、适应证

1. 预计术中出血量大于患者血容量 15% 的无菌手术。
2. 创伤性出血，如大血管损伤、胸腔内出血、肝破裂、脾破裂、脊柱外伤等。
3. 心脏、大血管外科手术。
4. 骨科手术，如全髋关节置换术、骨折切开复位内固定术、脊柱手术（脊柱融合术、畸形矫正）等。
5. 妇产科手术，如异位妊娠破裂大出血等手术。
6. 腹部外科手术，如肝脾手术、门脉高压分流术等。
7. 神经外科手术，如动静脉畸形、动脉瘤、原发性癫痫、脑外伤手术等。
8. 其他适合血液回收利用的情况。

四、禁忌证

1. 血液流出血管外超过 6 小时。
2. 败血症。
3. 血液怀疑被细菌、粪便、羊水、有毒物质等污染。
4. 流出的血液严重溶血时。
5. 患者患镰状细胞贫血症。

6. 应用外用抗菌药、外用凝血酶及纤维蛋白胶。
7. 怀疑混有癌细胞的血液（濒临生命危急状态可酌情考虑）。

五、优势

1. 缓解血源紧张问题，降低医疗成本。
2. 操作简单、易于推广、节约开支、降低患者医疗负担。
3. 提高大出血患者抢救成功率，紧急情况可挽救生命；患者术后恢复快、减少患者痛苦、提高医院床位周转率。
4. 无须检验血型和交叉配血，杜绝错误输血。
5. 减少和避免输注异体血，避免异体血输注传播艾滋病、血清性肝炎、疟疾、梅毒等传染病，减少输血反应和并发症，解决特殊血型（如 Rh 阴性）的供血问题。
6. 红细胞活力较库存血好，携氧能力好；不产生血液成分免疫反应，无免疫抑制，降低术后感染率和术后肿瘤复发率。

六、操作流程图

用物准备：自体血液回收机，所需安装的耗材，抗凝药物及清洗液：0.9% 氯化钠 250 ml+ 肝素钠注射液 6250 U、0.9% 氯化钠 1000 ml/ 袋

↓

将储血罐架升至所需高度，打开储血罐包装并取出

↓

储血罐架锁扣在打开状态时顺着罐盖边缘滑入卡口，将储血罐推至就位后松开卡口

↓

打开离心杯泵盖，打开包装，取出离心杯及连接管路束，将离心泵臂推开解锁并向上推开钳盖

↓

去除离心杯上半部分的保护性隔垫安装在旋转台上，将离心杯下压，向前摆动离心杯臂，将其关闭

↓

对齐管路使泵管回路盘与槽口相嵌合，且管路组合器正确就位，确认管路已正确放置于空气探头内，关上并锁定盖钳，将废液管路装入废液管路透明指示器，无压折

↓

关闭离心泵盖，检查各项管路及接口

↓

取出废液袋，关闭废液袋排放口，确认废液袋进口管夹已打开

↓

将废液袋悬挂于机器右面板的两个较低挂钩上

↓

将废液管路连接至废液袋，检查连接紧密牢固

↓

将红细胞血袋挂至输液架，关闭尾端两侧管路夹

↓

将蓝色管帽管路与储血罐蓝色管帽接头相连接，黄色管帽管路与储血罐黄色接头、吸引器管分别连接

↓

将清洗管路连接生理盐水（0.9% 氯化钠1000 ml）。若仅使用一袋生理盐水时，关闭未连接的黄色清洗管路的管路夹，采用无菌技术将清洗管路穿刺到生理盐水中

↓

将已在无菌区打开的组件去除包装，由台上传至台下，橙色帽管路连接储血罐三个橙色帽中的一个（推荐连接中间的橙色帽），将分离端的细管路上的开关关闭，连接器采用无菌技术插入抗凝剂容器中，打开滚珠夹并使储血罐吸入至少 200 ml 肝素盐水

屏幕在启动后，点击"安装"，自动安装泵管回路管路，开始新建病例

屏幕其他操作：洗血、浓缩、强制暂停

耗材拆除前先点击屏幕"拆除"

检查各管路夹保持关闭状态，并弃于医疗垃圾桶内，按要求处理锐器

数据录入机器内，可查找或打印

将输液台、储血罐架及屏幕回归原处，检查电源为关闭状态

使用 75% 乙醇纱布擦拭仪器表面，备用

七、操作步骤

（一）操作前准备

1. 环境准备

温度：5～40 ℃；

相对湿度：≤80%；

大气压力：70～106 kPa；

使用负压：≤－13 kPa。

2. 人员准备　麻醉科医护人员。

3. 用物准备

（1）检查自体血液回收机处于功能完好状态。

（2）检查电源，准备插线板备用。

（3）查看各类耗材包装完好、无破损，均在有效期之内，方可使用。

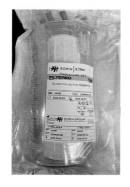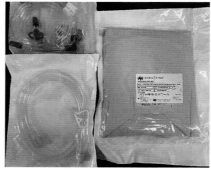

（4）配制抗凝剂：0.9% 氯化钠 250 ml + 肝素钠注射液 6250 U。

（5）检查 0.9% 氯化钠 1000 ml/ 袋在有效期内，根据手术大小及出血量，备齐足够数量。

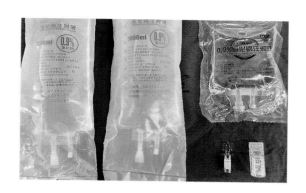

（二）安装耗材

1. 打开耗材包装，检查各部件是否齐全，开关夹子功能是否完好。
2. 将储血罐架升至所需高度，打开包装取出储血罐，储血罐架锁扣在打开状态时顺罐盖边缘滑入卡口，将储血罐推至就位后松开卡。

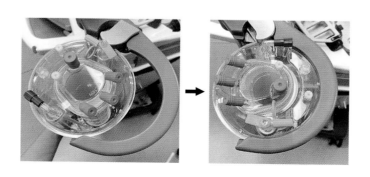

3. 打开包装，取出离心杯及连接管束，打开离心杯泵盖，将离心泵臂推开，解锁并向上推开钳盖，去除离心杯上半部分的保护性隔垫，安装在旋转台上，将离心杯下压，向前摆动离心杯臂，将其关闭。对齐管路使泵管回路盘与槽口相嵌合。

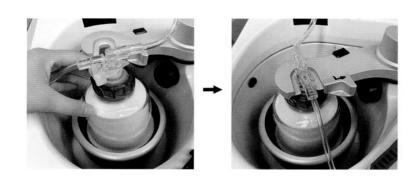

4. 管路组合器正确就位，确认管路已正确放置于空气探头内，关上并锁定盖钳，将废液管路装入废液管路透明指示器，无压折。关闭离心泵盖，检查各项管路及接口。

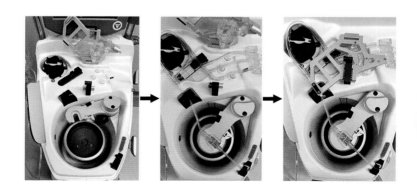

5. 取出废液袋，关闭废液袋排放口，确认废液袋进口管夹已打开。将废液袋悬挂于机器右面板的两个较低挂钩上。将废液袋管路连接至废液袋，检查连接紧密牢固。

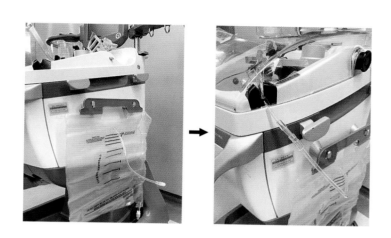

6. 将红细胞血袋挂至输液架并关闭尾端两侧管路夹，将蓝色管帽管路与储血罐蓝色接头相连接，黄色管帽管路与储血罐黄色接头、吸引器管分别连接。

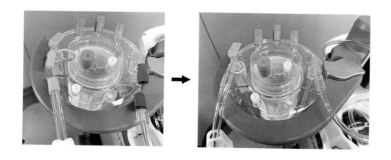

7. 检查管路连接紧固，清洗管路连接生理盐水（0.9% 氯化钠 1000 ml），若仅使用一袋生理盐水时，关闭未连接的黄色清洗管路的管路夹，采用无菌技术将清洗管路穿刺到生理盐水中。

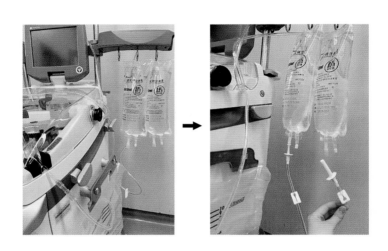

（三）术中使用

1. 将已在无菌区打开的组件去除包装，由台上传至台下，橙色帽管路连接储血罐三个橙色帽中的一个（推荐连接中间的橙色帽），将分离端的细管路上的开关关闭，连接器采用无菌技术插入抗凝剂容器中，打开开关并使出血罐吸入不少于 200 ml 肝素盐水。

2. 使用后面板上的【打开 / 关闭】开关打开机器。机器启动
并显示设置屏幕后，点击"安装"自动安装泵管回路管路，
然后开始新建病例。

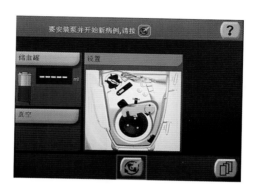

3. 就绪后，点击"开始"处理。另外，也可等待储血罐内足
量的血液触发"自动启动"功能（默认 1600 ml）。

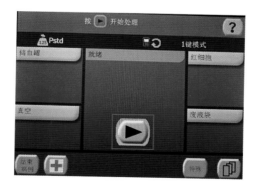

4. 根据设置自动洗血功能，进行术中洗血，也可进行"浓缩"操作和"强制暂停"操作。机器将通过"预充 - 清洗 - 排空"循环开始处理，在"排空"阶段末开始新的循环，直到储血罐已空。

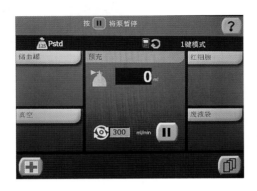

5. 当储血罐已空时，系统发出"储血罐已空，离心杯未预充"的警报。点击"最后一杯"浓缩并清洗剩余血液，然后排空红细胞管路。

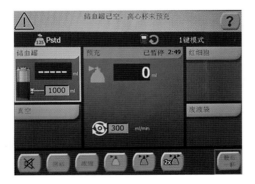

(四)术后操作

1. 耗材拆除前先点击屏幕"拆除"。

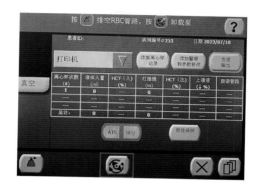

2. 病例完成,以下列方式之一处理:
   (1)点击"发送输出"将病例记录数据,保存至外部存储目标。如无待处理的任何其他病例,关闭机器。
   (2)要处理另一病例,点击"开始新病例"。

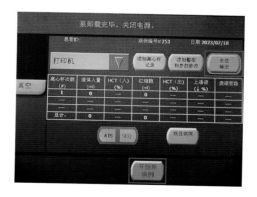

3. 拆除各耗材
   (1)自动将泵管回路管路分离,检查各管路夹处于关闭状态。

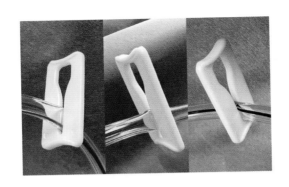

（2）打开离心泵盖，拆下管路，离心杯臂推开解锁并向
上推开钳盖，将离心杯上提，取出离心杯，打开储
血罐架锁扣将储血罐取出，弃于医疗垃圾桶内。

4. 将输液台、储血罐架及屏幕回归原处，检查电源为关闭
状态。

5. 使用后，用75%乙醇纱布擦拭仪器表面，备用。

八、注意事项

1. 使用前查看各类耗材有效期，过期则不可使用。查看包装
是否完好，如有破损和潮湿均不可使用。

2. 严格检查配制肝素盐水的药物剂量、浓度，并贴好标签，
以上操作应双人核对。

3. 安装管路正确，安装完成后需检查每个连接处是否紧密，
每个管路无压折。

4. 将清洗管路连接到生理盐水时，台上吸引器管和连接肝素
盐水均遵循无菌原则，避免污染。

5. 使用自体血液回收机时麻醉单中准确记录使用开始时间、
开始输血时间，注意肝素盐水滴注速度、输血时滴速，严
密观察患者各项生命体征，发现任何异常立即通知医生。

6. 处理用物时检查各管路夹是否为关闭状态，正确处理锐
器，并做好垃圾分类。

九、测试题

1. 最常用的自体输血的三种方式是
   A. 回收式、稀释式、储存式自体输血
   B. 稀释式、预存式、体腔血自体回输
   C. 回收式、稀释式、术后引流自体回输
   D. 体腔血自体回输、回收式、术后引流自体回输

2. 自体血回输的并发症中不包括
   A. 血红蛋白尿
   B. 凝血功能障碍
   C. 微血栓
   D. 肝功能损害

3. 手术开始前，打开双腔管路开关并使出血罐吸入不少于
   ___ 肝素盐水
   A. 100 ml
   B. 150 ml
   C. 200 ml
   D. 250 ml

4. 血液流出血管外超过 ___ 小时将不可使用
   A. 2
   B. 4
   C. 6
   D. 8

5. 关于自体回收血中血细胞变化的叙述，不正确的是
   A. 血细胞易于破坏
   B. 可出现溶血，血浆内游离血红蛋白常 ＞ 40 mg/L
   C. 二磷酸甘油酸含量较库血低，携氧能力较低

D. 输入回收血液＞2000 ml 常可出现血红蛋白尿，严重者可致肾衰竭

6. 自体血液回收机操作后消毒处理不正确的是
   A. 使用清水纱布擦拭表面血渍
   B. 使用 75% 乙醇纱布擦拭
   C. 血液溅污后应随时清洁
   D. 使用 100% 漂白剂进行清洁

7. 关于自体血液回收机工作环境条件，不正确的是
   A. 温度：5～40 ℃
   B. 相对湿度：≤80%
   C. 大气压力：70～106 kPa
   D. 使用负压：≤－16 kPa

8. 输注自体回输血不可能产生的问题是
   A. 凝血功能障碍
   B. 微血栓
   C. 血液污染问题
   D. 血型不吻合

9. 下列关于成分输血和自体输血的说法不正确的是
   A. 成分输血可以一血多用，节约血源，减少输血反应
   B. 输成分血时，护士应全程守护在患者身边
   C. 自体输血无须做血型鉴定和交叉配血试验
   D. 怀疑流出的血液含有癌细胞，也可以进行自体输血

【参考答案】

1. A 2. D 3. C 4. C 5. C 6. D 7. D 8. D 9. D

（周　阳　杨可心）

第16章　外周神经刺激器的使用

一、仪器结构

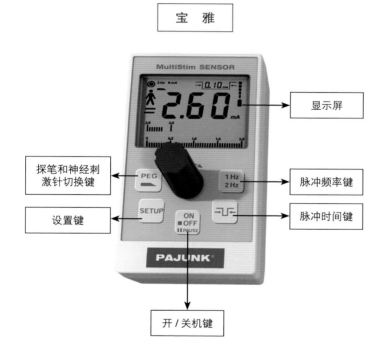

宝　雅

MultiStim SENSOR

显示屏

探笔和神经刺激针切换键

脉冲频率键

设置键

脉冲时间键

PAJUNK®

开/关机键

二、原理

外周神经系统也称周围神经系统，是中枢神经系统结构和功能的延续。支配四肢的外周神经由运动纤维和感觉纤维组成，运动纤维支配相应的肌肉收缩，感觉纤维支配相应区域的感觉。外周神经传出纤维将中枢神经系统的神经冲动传输到效应器官，传入纤维将来自感觉器官或身体其他部位的感受器的冲动传入中枢神经系统。

在外周神经干或丛的周围注射局麻药，阻滞其冲动传导，使其支配的区域产生麻醉作用，称为神经阻滞。神经阻滞时常用神经刺激器辅助定位。使用神经刺激探笔及神经刺激针刺激外周神经的时候，会引起相应的肌肉收缩，利用此特性，可以对外周神经进行精确定位，并指导判断穿刺针与目标神经的距离，辅助将药液注射在神经周围，以达到最佳效果。

三、适应证

神经刺激器主要用于四肢手术中。常进行阻滞的神经有：

1. 臂丛——尺神经、桡神经、正中神经、肌皮神经。
2. 腰丛——股神经、闭孔神经。
3. 颈丛。
4. 骶丛——坐骨神经。

四、外周神经受到电流刺激时的表现

（一）臂丛神经受到电流刺激时的表现

1. 正中神经——腕部桡侧屈肌收缩和屈指收缩。
2. 尺神经——腕部尺侧屈肌收缩，腕关节屈曲，第 4、5 手指屈曲。
3. 桡神经——腕部伸肌收缩，伸手及手的背屈、伸肘。
4. 肌皮神经——肱二头肌收缩，屈肘。

（二）腰丛神经受到电流刺激时的表现

1. 股神经——股四头肌收缩，提膝。
2. 闭孔神经——大腿内收肌群收缩。

（三）颈丛神经受到电流刺激时的表现

　　肩胛提肌收缩。

（四）骶丛神经受到电流刺激时的表现

　　坐骨神经——腓肠肌收缩，伴足部跖屈。

五、操作流程图

（一）探笔模式

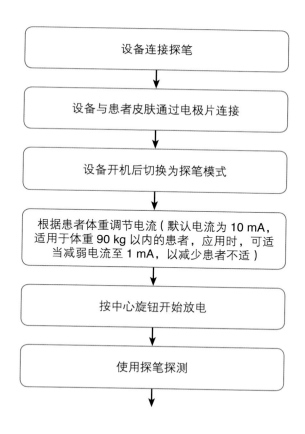

设备连接探笔

设备与患者皮肤通过电极片连接

设备开机后切换为探笔模式

根据患者体重调节电流（默认电流为 10 mA，适用于体重 90 kg 以内的患者，应用时，可适当减弱电流至 1 mA，以减少患者不适）

按中心旋钮开始放电

使用探笔探测

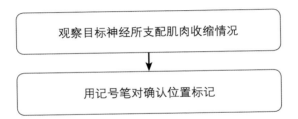

观察目标神经所支配肌肉收缩情况

↓

用记号笔对确认位置标记

（二）神经刺激针模式

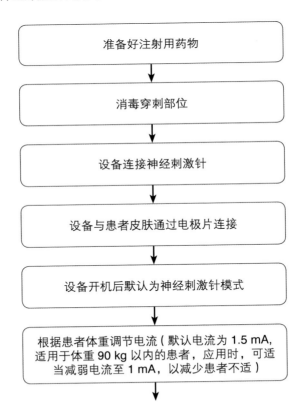

准备好注射用药物

↓

消毒穿刺部位

↓

设备连接神经刺激针

↓

设备与患者皮肤通过电极片连接

↓

设备开机后默认为神经刺激针模式

↓

根据患者体重调节电流（默认电流为 1.5 mA，适用于体重 90 kg 以内的患者，应用时，可适当减弱电流至 1 mA，以减少患者不适）

↓

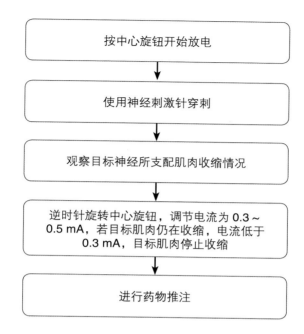

六、操作步骤

(一)操作前准备

1. 环境准备
   温度:5~40 ℃ ;
   相对湿度: ≤80% ;
   大气压力:70~106 kPa。
2. 人员准备　麻醉科医护人员。
3. 用物准备　神经刺激器、探笔、电极片、神经刺激针、局麻药物及抢救用药。

（二）操作中

1.探笔模式

（1）神经刺激器连接探笔。

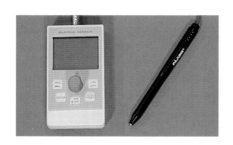

（2）设备与患者皮肤通过电极片连接。

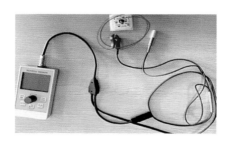

（3）开机并切换为探笔模式，按中心旋钮开始放电。

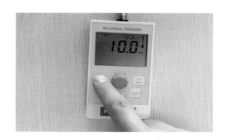

（4）使用探笔探测。

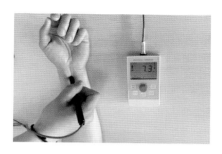

（5）观察目标神经所支配肌肉收缩情况。

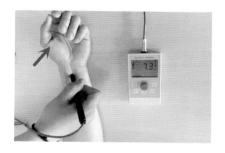

（6）用记号笔对确认位置标记。

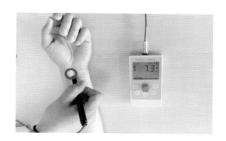

2. 神经刺激针模式

（1）消毒穿刺部位。

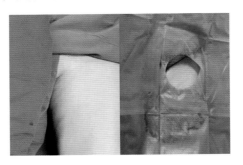

（2）神经刺激器连接神经刺激针。

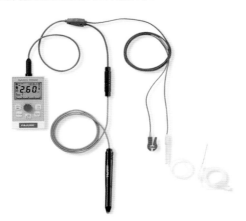

（3）设备与患者皮肤通过电极片连接。

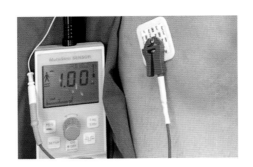

（4）开机默认神经刺激针模式，按中心旋钮开始放电。

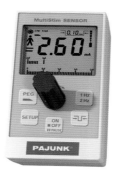

（5）使用神经刺激针进行穿刺，观察目标神经所支配肌
　　肉收缩情况。

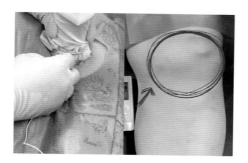

（6）逆时针旋转中心旋钮调节电流为 0.3～0.5 mA，若肌
　　肉仍在收缩，电流低于 0.3 mA，目标肌肉停止收缩，
　　则关闭设备。

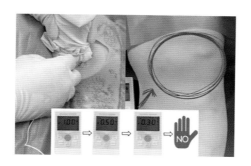

（7）推注过程中间断回抽，无回血时，推注药物。

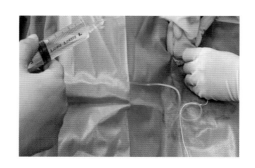

七、注意事项

1. 操作后应观察患者神经阻滞术后情况，预防并发症发生。外周神经阻滞是较为安全的临床技术，并发症主要包括：神经损伤、周围组织损伤、局麻药溢散、局麻药毒性反应以及感染等。
2. 神经刺激器每次使用后应用75%乙醇纱布进行擦拭消毒。
3. 定期更换神经刺激器电池进行维护。
4. 推注药物时，要密切观察患者情况，如患者主诉注药部位剧烈疼痛，应立即停止推注，并使用超声仪检查；如患者主诉嘴唇麻木，口中异常金属味道，应立即停止注药，并遵医嘱实施救治。
5. 神经刺激器与超声仪共同应用可减少并发症发生，提高治疗效果。

八、测试题

1. 以下哪项不是外周神经阻滞术后的常见并发症
    A. 感染
    B. 神经损伤
    C. 局麻药毒性
    D. 头痛

2. 神经刺激器在探笔模式下的默认电流为
    A. 1 mA
    B. 1.5 mA
    C. 10 mA
    D. 15 mA

3. 神经刺激器在神经刺激针模式下的默认电流
    A. 1 mA
    B. 1.5 mA
    C. 10 mA
    D. 15 mA

4. 神经刺激器在开机默认电流下适应的患者体重不超过
    A. 50 kg
    B. 70 kg
    C. 90 kg
    D. 120 kg

5. 以下关于臂丛神经受到电流刺激时的临床表现，不正确的是
    A. 正中神经——腕部桡侧屈肌收缩和屈指收缩
    B. 尺神经——诱发肱二头肌收缩
    C. 桡神经——引起手伸肌收缩
    D. 肌皮神经——诱发肱二头肌收缩

6. 以下关于腰丛及骶丛神经受到电流刺激时的临床表现，不正确的是

　A. 股神经——股四头肌收缩，提膝

　B. 闭孔神经——大腿内收肌群收缩

　C. 坐骨神经——为腓肠肌收缩，伴有足部跖屈

　D. 闭孔神经——股四头肌收缩，提膝盖

【参考答案】

　1. D　2. C　3. B　4. C　5. B　6. D

（戎玉兰　于雪瑶）